復職支援ハンドブック

休職を成長につなげよう

中村美奈子
Nakamura Minako

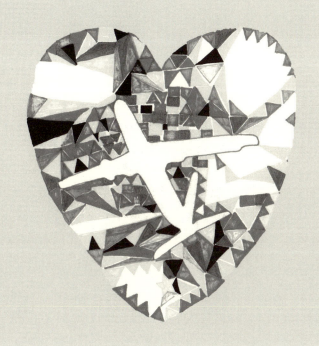

Return-to-work assistance

金剛出版

はじめに

　現在，メンタル疾患による休職者は全国で約 52 万人と推測されており，社会的な問題になっています。このような休職者に対して，医療機関の一部では医療リワーク，各県に設置された地域障害者職業センターでは職リハリワークという復職（リワーク）支援が実施されており，支援利用者の 80％以上が復職を達成するという成果をあげています。

　一方で，これらのリワーク支援は，メンタル疾患の治療や精神障害者の労働福祉の視点を基礎とした支援をしているため，休職者が「職業人として主体的に働くこと」に焦点を当てた支援は不十分であるという課題があります。そのため，リワーク支援を利用した場合でも，復職後に業務遂行や職場の人間関係に困難が生じて再発したり，再休職したりすることも少なくありません。

　また，リワーク支援を利用しているのは休職者全体の 1％程度と，ごくわずかです。これはリワーク支援の認知度の低さや，リワーク支援施設の都市部への集中といったアクセスの問題，休職期限や経済的理由によって支援を利用できないといった個別的状況が原因と考えられます。

　これをふまえ，本書では，「再び働く」ことを目指すリワークプログラムの実施方法や支援事例を紹介します。これは「Bio-Psycho-Social-Vocational」モデルをつかって，自分の考え方や対人関係，働き方を総合的に分析して休職原因を把握し，課題を解決することで，主体的に働くための力を回復・伸長するものです。そして，このリワークプログラムでは，休職を人生の転換点として積極的に意味づけることで，自分らしい働き方や生き方の実現や，職業人や社会人としての成長を実現することを目指します。

このリワークプログラムを休職者が自分自身でできる「セルフリワークプログラム」として実施する場合は，主治医や臨床心理士，カウンセラー，産業保健スタッフなどの専門家にアドバイスをもらいながら進めるとよいでしょう。

　復職にあたっては，会社（人事担当者，産業保健スタッフ，上司など）が休職者とどのような関わり方をしたらよいのかわからなかったり，休職者が会社との関わりに消極的になってしまうという問題も起こります。しかし，働くことは組織や他者との関係のなかで行われるため，復職を目指す際には，休職者と会社がお互いに協力できる体制や関係づくりを積極的に行うことが大切です。

　ひとりひとりの個性や生活環境に応じて休職原因は様々であり，再発防止策も様々です。このリワークプログラムを参考に，それぞれに必要な復職準備を進めてください。

　本書が復職を目指す休職者やご家族の皆さま，復職を支援する専門家や会社の担当者など，多くの方のお役に立てば幸いです。

目　次

はじめに　3

第1章　復職を目指す　11

Ⅰ　復職までのステップ　11

  1．健康管理　11

  2．自己理解・現実的思考　12

  3．対人関係・コミュニケーション　12

  4．業務遂行　12

Ⅱ　働くための能力を回復する Bio-Psycho-Social-Vocational モデル　13

  1．Bio（セルフマネジメント機能）：体調・疾病管理，ストレス対処　13

  2．Psycho（心理的機能）：認知行動パターン，心理的課題　14

  3．Social（社会的機能）：対人関係，コミュニケーション　14

  4．Vocational（職業的機能）：業務遂行スキル，問題解決思考　15

第2章　リワークプログラム①　プログラムを始める　17

Ⅰ　リワークプログラムを始める前に確認すること　17

  1．リワーク開始の目安　17

  2．「生活リズムチェック表」　18

Ⅱ　現状把握と休職原因の分析　18

Ⅲ　復職要件を確認する　19

Ⅳ　復職計画を立てる　19

第3章　リワークプログラム②　「ComPs-CBT」による自己理解と再発予防　27

Ⅰ　休職原因に関わる認知行動パターン　27

Ⅱ　認知行動パターンの分析　28

  1．①出来事　28

  2．②これまでの認知行動パターン　A．その時の感情・考え・行動　28

  3．②これまでの認知行動パターン　B．自動思考・スキーマ　29

Ⅲ　「自分のシステム図」を書く　34

Ⅳ　再発防止策の検討　35

  1．③今後目指すべき認知行動パターン，目標・目的に基づく行動計画　A．出来事に
対する新たな対処行動の目標・目的〈大目標・中目標〉　35

2. ③今後目指すべき認知行動パターン，目標・目的に基づく行動計画　B．目標・目的を達成するため行動計画 36

3. ③今後目指すべき認知行動パターン，目標・目的に基づく行動計画　C．考え・行動を実行する優先順位 37

Ⅴ　「ComPs-CBT」の注意点 38

第4章　リワークプログラム③　コミュニケーションと問題解決 41

Ⅰ　業務遂行や問題解決のためのコミュニケーション 41

1. 情報収集 42
2. 情報整理 42
3. 情報発信 42

Ⅱ　コミュニケーションによる PDCA サイクル 42

Ⅲ　対人関係を見直す 44

1. 同心円を書く 44
2. カテゴリごとに関わりをもつ人の名前を記入する 44
3. 失敗を繰り返さないための人間関係 46

Ⅳ　相談マネジメント図 46

第5章　リワークプログラム④　働く感覚をとりもどす 51

Ⅰ　組織で働く：チームワークと役割行動 51

Ⅱ　リワーク施設で行う「マルチタスクプログラム」とは 52

Ⅲ　「マルチタスクプログラム」の実施方法 53

1. 参加条件 53
2. チーム編成 53
3. スタッフ体制 54
4. 一日のスケジュール 54
5. タスク（作業内容） 55
6. 作業指示書 57
7. 参加記録表と目標設定 58

Ⅳ　マルチタスクプログラムの有効性 61

Ⅴ　マルチタスクプログラム実施上の注意点 62

1. 職場を想起することの負荷 62
2. 臨機応変な対応 62

Ⅵ　個人で行う「マルチタスクプログラム」：「ひとりマルチタスクプログラム」実施例 63

1. 目標例①「集中力，持続力を高めたい」 63
2. 目標例②「複数の作業を平行して進められるようになりたい」 63
3. 目標例③「業務の指示をうまく受けられるようになりたい」 64
4. 目標例④「情報をうまく伝えたい」 64

5．目標⑤「計画的に作業を進められるようになりたい」　67

第6章　リワークプログラム⑤　復職準備の総仕上げ　69

Ⅰ　復職面談の準備　69
　1．主に産業医と確認すること　69
　2．主に上司と確認すること　69
　3．主に人事担当者と確認すること　70

Ⅱ　「リワーク活動報告書」の作成　71
　1．「リワーク活動報告書」の目的　71
　2．「リワーク活動報告書」の記載事項　72

第7章　事例　77

Ⅰ　うつ病による休職者の事例　77

Ⅱ　パーソナリティ障害が疑われた適応障害による休職者の事例　86

Ⅲ　発達障害の傾向がある身体表現性障害による休職者の事例　98

参考文献　105
さいごに　109

復職支援ハンドブック
休職を成長につなげよう

第1章 復職を目指す

I 復職までのステップ

　日常生活できることと働くことには大きな違いがあります。体調が回復したら，段階をおって働くための準備をしていきます（図1-1）。

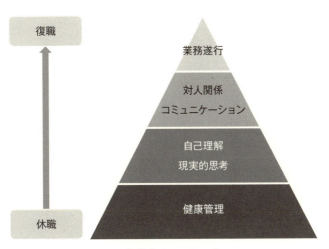

図1-1　復職までのステップ

1．健康管理

　まずは治療と休養に専念し，心身の回復と安定を目指しましょう。主

治医にアドバイスをもらいながら通院や服薬を定期的に行い，生活リズムを一定にしてください。

　起床・就床の時間や食事や服薬が安定すると，散歩や買い物，新聞やパソコン作業などの日常生活ができるようになります。ここでは，疲れを感じたら無理せず休むことも必要です。

　どんな活動をしても翌日に疲れをもちこさないようになったら，会社の就業時間に合わせた生活リズムで活動できるようにしていきます。

2．自己理解・現実的思考

　復職して働き続けるためには，「自分はなぜ休職したのか，休職原因は何か」を理解して，再発を予防する必要があります。

　休職前の働き方はどうだったか，どんなことにストレスを感じたか，人間関係はどうだったか，仕事をするために必要なスキルは何かなどを分析して，再発防止策を検討しましょう。

3．対人関係・コミュニケーション

　職場では，仕事を進めることを目的とした，合理的なコミュニケーションが求められます。

　ここでは，職場や日常生活での人間関係やコミュニケーションのもち方から休職原因を分析し，仕事や生活で感じるストレスを自分で乗り越える方法を検討していきます。

4．業務遂行

　職場では，組織での役割に応じて，複数の業務を平行して行わなくてはなりません。これには報告・連絡・相談などの目的をもったコミュニケーションや計画的な行動やスケジュール管理，合理的問題解決が必要です。また，働き続けていくためには，忙しい中でも休憩をとるなどの

ストレス対処も必要です。

このような流れにそって，働くための能力を回復していきます。

II 働くための能力を回復する Bio-Psycho-Social-Vocational モデル

働くための能力は，Bio, Psycho, Social, Vocational の4つの要素で構成されます（図1-2）。

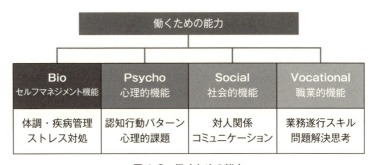

図1-2　働くための能力

1．Bio（セルフマネジメント機能）：体調・疾病管理，ストレス対処

Bioは，健康管理や生活リズムの維持，働き続けるためのストレス対処などの，セルフマネジメント能力です。

具体的には，睡眠や食事，服薬，家事などの生活リズムを整えること，疲れを感じたら休憩をとること，家事や読書，パソコン作業などを日課

として継続することや，集中力や持続力を向上することもセルフマネジメントに含まれます。

　セルフマネジメントができないと体調の変化に気づかないまま無理をしたり，病状が悪化したりして，日常生活もうまくいかなくなるという悪循環が発生してしまいます。Bio は，「社会人ならできて当たり前」と考えられがちですが，安定的に働くことを支える基礎として重要です。

2．Psycho（心理的機能）：認知行動パターン，心理的課題

　Psycho は，ものの考え方や感じ方，行動としてあらわれる，その人らしさです。どんな時に（出来事）・どんな考えや感情をもち（認知）・どう対処するか（行動）は，その人の認知行動パターンとして習慣化していきます。

　例えば，新しい業務を担当することになった場合，不安を感じて業務に消極的になる人もいるし，新しい業務に挑戦することでやる気が出る人もいます。また，自分と他者を比べて落ち込んだり，自分を犠牲にして相手のために尽くす人もいるでしょう。これらは，対人関係における認知行動パターンです。

　また，「子どもの頃から得意なことと不得意なことの差が大きかった」，「空気が読めなくて友だちの輪に入れなかった」などの特徴は，自閉症スペクトラム障害の影響も考えられます。特徴をふまえた業務や働き方を工夫していきましょう。

3．Social（社会的機能）：対人関係，コミュニケーション

　Social は，目的に応じたコミュニケーションをとるための能力です。仕事では，役割や立場，利害の違う相手とコミュニケーションをとりながら，問題を解決していきます。

　相手の感情ばかりに気をとられると，仕事に必要な情報を聞き逃して

しまう可能性があります。さらに話を聞き逃したことを言い出せずに，相手の顔色をうかがって焦りや不安の感情が大きくなり，ますます仕事ができなくなるという，悪循環がおこります。このように，意欲はあるのにストレスをためて，休職に至る人も多いのです。

　職場の本来の目的は，業務を遂行することです。目的に応じたコミュニケーションをとりながら，合理的に問題を解決することが大切です。

4．Vocational（職業的機能）：業務遂行スキル，問題解決思考

　Vocational は，組織の中で主体的に業務遂行するための能力です。

　業務の目的やスケジュールを共有して，報告・連絡・相談をしながら，効率的に，いくつもの業務を平行して，チームワークよく業務を進める必要があります。

　この業務遂行スキルがないと，人間関係がこじれ，自分も周りもストレスがたまります。しかし，これは「社会人ならできて当たり前」とされているため，スキルが身についていないことが不調の原因だとは気づきにくく，また，気づいても何をどう学習したらよいかがわからずに，休職を繰り返す人が多くいます。

　働くための能力である Bio-Psycho-Social-Vocational のどこに，どのような課題があるのかを理解し，それを改善・回復して再び働けるようにしていくことが，本当の復職準備です。

第2章　リワークプログラム①
プログラムを始める

　ここからは，リワークプログラムの進め方を説明します。リワークプログラム開始から復職までは，12週間を目途にしています。体調や復職期限，休職原因などを考慮して，リワークプログラムの開始時期や実施期間を設定してください。

I　リワークプログラムを始める前に確認すること

1．リワーク開始の目安
　リワークプログラムを始めるには，以下のように体調や体力が安定していることが必要です。

・遅くとも0時までに就寝できる
・朝は出社する時間に合わせ（あるいはそれに近い時間に）起床できる
・規則正しくバランスの良い食事がとれる
・毎日散歩などの外出ができる
・外出しても昼寝せず，翌日に疲れが残らない
・通院や服薬ができる
・産業医面談や書類の提出など，会社と必要な連絡がとれる
・職場にもどって仕事をしたいと思う
・アルコールの多量摂取をしていない

　アルコール依存やアルコールに関連するトラブルがある場合には，リ

ワークプログラムを開始しても長続きしないことも多いため，まず断酒などの治療を優先する必要があります。早めに主治医に相談してください。

　また，「休職中は楽しんではいけない」などと考えて活動範囲を狭める人がいますが，日中に運動や自分の好きな活動をすることで体力を向上したり，心身のリフレッシュができます。ストレス発散も心身の健康を維持するためのセルフマネジメントのひとつです。

2．「生活リズムチェック表」

　「生活リズムチェック表」（表2-1）に，起床・就寝時間や日中の様子，疲れ具合を記録しましょう。外出するとどれくらい疲れるか，疲れを回復するにはどれくらいの睡眠が必要かを検討してセルフマネジメントしたり，主治医や産業医などにアドバイスをもらうのもよいでしょう。

　生活リズムが安定したら外出や作業などの活動を増やしたり，平日と休日の過ごし方のメリハリをつけるなど，出社を意識した生活リズムを整えていきます。

Ⅱ　現状把握と休職原因の分析

　「復職準備チェックリスト」（表2-3）を記入して，Bio-Psycho-Social-Vocational の4つの視点から自分の状態を把握し，休職原因や解決すべき課題を見つけていきましょう。この課題を改善するのがリワークプログラムの目標です。

　産業保健スタッフや産業医，人事，主治医や復職支援者の方も，「復職準備チェックリスト」を使って休職者の状態や課題をアセスメントできます。

　例えば，体調管理について休職者は「できている」と考えていても，

産業医は「働くための体調管理は，まだ不十分だ」と考えることがあります。このような本人と他者によるチェックにギャップがある場合，そのギャップを埋めることを復職要件とすることもできます。

Ⅲ　復職要件を確認する

　会社が，休職者に「何が，いつまでに，どれくらい，できるようになることを求めているか」という復職要件を提示して，これがクリアできたら復職を認めるというのが，もっともシンプルな復職判断です。これを確認するために会社は「情報提供書」（表 2-4）を作成するとよいでしょう。

　ここには，会社が休職者についてどのように考えているか，休職経緯をどのように把握しているか，復職手続きやそれに必要な期間などをまとめておくと，会社と休職者が情報共有しやすくなります。

　復職要件が示されない場合，休職者は何を目標にリワークプログラムに取り組んだらよいかがわからず，会社も具体的な基準がないまま復職可否判断をすることになります。

　この場合，復職判断に関するトラブルから，労働紛争に発展するおそれもあります。

Ⅳ　復職計画を立てる

　リワークプログラム開始から復職までの見通しを立てるために，「復職計画表」（表 2-5）を記入します。「復職準備チェックリスト」や「情報提供書」の復職要件を参考に，取り組むべき課題を Bio-Psycho-Social-Vocational の要素に分解し，それぞれ，今後どうなりたいか・何ができるようになりたいか，という目標を立てていきます。

表2-1 生活リズムチェック表（原本）

	月 日（月）	月 日（火）	月 日（水）	月 日（木）	月 日（金）	月 日（土）	月 日（日）
起床							
就寝							
睡眠時間							
中途覚醒							
服薬	朝・昼・夜・就寝前・頓服	朝・昼・夜・就寝前・頓服	朝・昼・夜・就寝前・頓服	朝・昼・夜・就寝前・頓服	朝・昼・夜・就寝前・頓服	朝・昼・夜・就寝前・頓服	朝・昼・夜・就寝前・頓服
体調	良い・普通・悪い	良い・普通・悪い	良い・普通・悪い	良い・普通・悪い	良い・普通・悪い	良い・普通・悪い	良い・普通・悪い
気分	良い・普通・悪い	良い・普通・悪い	良い・普通・悪い	良い・普通・悪い	良い・普通・悪い	良い・普通・悪い	良い・普通・悪い
メモ							

表2-2　生活リズムチェック表（例）

	○月×日（月）	○月×日（火）	○月×日（水）	○月×日（木）	○月×日（金）	○月×日（土）	○月×日（日）
起床〜就寝	6:30 起床 7:00 朝食 7:30 新聞 8:30 散歩 10:00 家事 12:00 昼食 13:00 読書 14:00 テレビ 16:00 買い物 17:30 食事準備 19:00 夕食 20:00 入浴 21:00 友人と電話 23:00 就寝	6:00 起床 7:00 朝食 7:30 新聞 8:30 散歩 10:00 電車で通院 13:00 帰宅、昼食 17:00 食事準備 18:30 夕食 20:00 入浴 22:00 就寝	7:00 起床 7:30 朝食 12:00 昼食 13:00 昼寝 15:00 新聞 17:30 食事準備 19:00 夕食 20:30 入浴 23:00 就寝	6:30 起床 7:00 朝食 7:30 新聞 8:30 散歩 10:00 家事 12:00 昼食 13:00 読書 14:00 テレビ 16:00 買い物 17:30 食事準備 19:00 夕食 20:00 入浴 23:00 就寝	6:30 起床 7:00 朝食 7:30 新聞 8:30 散歩 10:00 家事 11:00 会社に連絡 郵便局・外食 14:00 帰宅 17:00 食事準備 19:00 夕食 21:00 入浴 23:00 就寝	7:00 起床 7:30 朝食 8:30 散歩 9:30 新聞 10:00 家事 12:00 昼食 13:00 外出（友人と映画） 18:00 友人と食事 21:00 帰宅 0:00 就寝	7:30 起床 8:00 朝食 9:00 新聞 11:00 家事 12:00 昼食 14:00 昼寝 16:00 家事 17:00 食事準備 19:00 夕食 20:00 入浴 22:00 就寝
睡眠時間	6時間30分	7時間	9時間	7時間30分	7時間30分	8時間	7時間30分
中途覚醒	あり（1回、30分くらいで眠れた）	なし	あり（3回）	あり（1回、すぐ眠れた）	なし	あり（トイレに1回）	
服薬	朝○・昼○・就寝前・頓服	朝○・昼○・就寝前・頓服	朝○・昼○・就寝前・頓服	朝○・昼○・就寝前・頓服	朝○・昼○・就寝前・頓服	朝○・昼○・就寝前・頓服	朝○・昼○・就寝前・頓服
体調	良い・普通・悪い	良い・普通・悪い	良い・普通・悪い	良い・普通・悪い	良い・普通・悪い	良い・普通・悪い	良い・普通・悪い
気分	良い・普通・悪い	良い・普通・悪い	良い・普通・悪い	良い・普通・悪い	良い・普通・悪い	良い・普通・悪い	良い・普通・悪い
メモ	友だちと話して楽しかった。	電車に乗ったら疲れた。	昨日の疲れが、だるかった。頓服を飲んでゆっくり過ごした。	今日はいつものリズムで生活できた。	会社に書類を送るために連絡し、郵便局まで多少、気疲れ。	先月から約束していた映画に行った。少し疲れたが、楽しかった。	今週は外出が多かったので、ゆっくり過ごした。

表2-3 復職準備チェックリスト

複職準備チェックリスト　　期間評価時　○印　記入日：　年　月　日　　　　氏名：

基礎　時　●印　記入日：　年　月　日

大分類	中分類	小分類	No	項目	当てはまる ←→ 当てはまらない				コメント（内容の詳細や今後の課題など）
Bio	セルフマネジメント	基本的生活習慣	1	起床・就寝時間は一定である	1	2	3	4	
			2	睡眠時間は十分確保できている（寝付けない・途中で起きることはない）	1	2	3	4	
			3	日中に眠気はない	1	2	3	4	
			4	食事はとれている	1	2	3	4	
			5	買い物、受診、旅行など必要な外出ができる	1	2	3	4	
			6	外出しても翌日に疲れが残らない	1	2	3	4	
			7	身だしなみは整っている	1	2	3	4	
		集中力・持続力	8	平日に活動して疲労があっても、週末に休養をとって回復できる	1	2	3	4	
			9	読書やPCなど、1時間程度継続して作業できる	1	2	3	4	
		活動意欲	10	家事や外出などの計画・準備ができる	1	2	3	4	
			11	家事や外出などを計画通り実行できる	1	2	3	4	
			12	職場に戻って仕事をしたい	1	2	3	4	
	疾病管理	セルフケア	13	定期的に受診している	1	2	3	4	
			14	服薬遵守している	1	2	3	4	
			15	症状が出ないように、対処できる	1	2	3	4	
			16	症状が悪化する前に、対処できる	1	2	3	4	
			17	症状が出てしまったとき、対処できる	1	2	3	4	
Psycho		自己管理	18	休職原因を把握できている	1	2	3	4	
			19	「職場や会社のせいで病気になった」などの感情を持っている	1	2	3	4	
			20	自分にとってのストレスとは何かを把握できている	1	2	3	4	
		認知行動特性（考え方・感じ方）	21	ストレスや心配事があっても、感情を安定できる	1	2	3	4	
			22	ストレスや心配事があっても、やるべきことを完遂できる	1	2	3	4	
			23	ストレスを緩和する方法（趣味・リラックス法など）がある	1	2	3	4	
			24	相手に気を遣いすぎず、自分の意思で物事を決定できる	1	2	3	4	
			25	将来の見通しや夢、人生設計がある	1	2	3	4	
		生活歴	26	子育てや介護など、家庭人としての役割が負担になっている	1	2	3	4	
			27	子どものころから得意なことと不得意なことがはっきりしていた	1	2	3	4	
			28	子どものころに不登校などの経験がある	1	2	3	4	

表2-3 復職準備チェックリスト（つづき）

当てはまる ⟷ 当てはまらない

				1	2	3	4
Social 対人コミュニケーション	サポート	29	家族は協力的である	1	2	3	4
		30	家族に相談できる	1	2	3	4
		31	会社（復職担当者・産業保健スタッフ・上司・同僚など）に相談できる	1	2	3	4
		32	主治医・医療スタッフに相談できる	1	2	3	4
		33	友人に相談できる	1	2	3	4
		34	社会資源（市役所や公的機関の相談窓口や制度など）を活用できる	1	2	3	4
	社会的スキル	35	事象に基づいた情報処理（聞く・判断する・話す）ができる	1	2	3	4
		36	目的やTPOにあったコミュニケーションがとれる	1	2	3	4
		37	相手の立場や状況を考慮してコミュニケーションがとれる	1	2	3	4
		38	報・連・相などの規則・ルール・約束事を守れる	1	2	3	4
		39	会社などの規則・ルール・約束事を守れる	1	2	3	4
		40	協調性がある	1	2	3	4
Vocational 合理的・論理的思考	論理的思考	41	あいまいな指示でも理解できる	1	2	3	4
		42	事実と感情を区別して、目的に応じた合理的な考え方ができる	1	2	3	4
	問題解決	43	相手の要求にあった行動（連絡・資料作成など）ができる	1	2	3	4
		44	状況に合わせて柔軟に対応できる	1	2	3	4
		45	途中で問題が起きても、やりなおしたり、軌道修正したりできる	1	2	3	4
	計画性	46	先の見通しをもって準備できる	1	2	3	4
		47	複数の作業を組み合わせて、逆行作業できる	1	2	3	4
	役割行動	48	自分に求められる仕事内容やレベルが理解できている	1	2	3	4
		49	自分に求められる仕事を遂行できる	1	2	3	4
		50	自分に期待される以上の役割を担おうとしている	1	2	3	4
		51	自分に期待される役割を負担に感じていない	1	2	3	4
	職務知識	52	自分が担当する仕事に関する知識はある	1	2	3	4
		53	担当する仕事に関して不足している知識はなにか理解している	1	2	3	4
	実務能力	54	目的に応じた書類作成などができる	1	2	3	4

表2-4 復職に関する情報提供書

復職に関する情報提供書	
	記入日： 年 月 日

記入者	（所属・役職）	
連絡先	Tel：	Mail：

対象者	
休職歴	新しいものから記入ください。 1. 年 月 日 ～ 年 月 日 2. 年 月 日 ～ 年 月 日 3. 年 月 日 ～ 年 月 日
休職満了日	年 月 日
復職手続き	「リワーク支援終了→主治医診断書の提出→人事面談→産業医面談→復職（時短勤務）：手続き開始から復職まで2週間要する」など，手続きやスケジュールをご記入ください。
休職前の担当業務 役職	
休職の経緯： 想定される休職原因 業務遂行状況など	いつ頃，どんなことがあったか，業務遂行の状況や人間関係，家庭状況などについて，ご記入ください。
復職時の所属や担当 業務の見通し	原職復帰，異動の検討が可能などについて，ご記入ください。
復職に必要な要件： 復職可と判断される ための条件	健康面： 業務面： その他：
その他： リワーク支援への 要望や確認事項	

—24—

表 2-5 復職計画表 (例)

	チェックリストからの現状と課題	今後どうなりたいか	いつまでに
＜ Bio ＞ 体調・疾病管理 ストレス管理	・生活リズムはほぼ整っている ・1時間くらいは集中力が保てる ・疲れがたまっていることに気づかない ・何に疲れるかわからない	・3時間程度は作業できるようになりたい ・疲れのサインに気づけるようになりたい	4週目までに
＜ Psycho ＞ 認知行動パターン 心理的課題	・何にストレスを感じるのかわからない ・出来事に反応して落ち込んだりする	・自分にとってのストレスとは何かを考える ・ストレスがある時の対処法をみつける	6週目までに
＜ Social ＞ 対人関係 コミュニケーション	・相手の反応を気にしすぎる ・困った時に相談できない	・事実に基づくコミュニケーションとは何かを学ぶ ・相談するためのスキルを身につける	8週目までに
＜ Vocational ＞ 業務遂行スキル 問題解決思考	・相手の期待に応えようとしすぎる ・仕事の段取りをうまくつけられない ・並行作業が苦手	・業務に必要な行動をとれるようになりたい ・計画的に仕事を進められるようになりたい ・慌てず、落ち着いて働けるようになりたい	10週目までに

目標は，6 W 2 H：When（いつ），Where（どこで），Who（誰が），To whom（誰に），What（何を），Why（なぜ，何のために），How to（どのように），How much（どの程度）を意識して，具体的に検討します。

　そして，12週間後の復職を目途に，それぞれの目標をいつまでに達成したいかを記入していきましょう。なお，12週間のスケジュールは，受診や産業医面談，書類送付などの予定も含めて，手帳などを使って全体管理します。

　リワークプログラム開始後にも必要に応じて目標や課題を追加・修正したり，スケジュールを見直したりして，復職を目指します。

第3章　リワークプログラム②

「ComPs-CBT」による自己理解と再発予防

I　休職原因に関わる認知行動パターン

　どんな出来事をストレスと感じるか（認知）は人によって異なり，それにどう対処するか（行動）も人によって異なります。「出来事を認知する→行動する」という認知行動パターンは習慣化しており，いつも同じような出来事でストレスをため込み，休職に至る人が多くいます。

　例えば，以前注意を受けたことで特定の上司が苦手になって以来，その上司との打ち合わせがあると考えるだけで「また注意されるに違いない」と不安になって，仕事が手につかなくなることがあります。そして，仕事が進められなくなることで「また注意されるのではないか」という考えが自動的にわき起こり，仕事全体に支障がでるようになります。

　この場合，苦手な上司と関わりをもつことをネガティブな出来事と認知して，不安という感情が自動的に生じてやるべき仕事ができなくなる，という認知行動パターンが習慣化して，本来の目的である「仕事をする」ことを邪魔しています。そして，上司が苦手だという感情から人間関係のストレスをためたり，仕事が進まないというストレスをためていくのです。

　ここでは，「ComPs-CBT（Communication and Problem-Solving based CBT）」を使って，主にストレスの原因となる認知行動パターンを分析し，それを繰り返さずに問題解決するための認知行動パターンを身につけていきます。

II　認知行動パターンの分析

　認知行動パターンを分析するために，ComPs-CBT シートの（図 3-1）①と②の欄を記入します。

1.　①出来事

　まず，①「出来事」の欄に，

・休職前に努力したのに望む結果が出なかったこと

・なぜかわからないけれども，うまくいかなかったこと

・何度も思い出すことや特に印象に残っていること

を，ひとつ書きます。

　その際，自分の感情や主観を入れないで，6 W 2 H（いつ，どこで，誰が，誰に，何を，何のために，どのように，行ったか）を具体的に書いてください。

2.　②これまでの認知行動パターン　A．その時の感情・考え・行動

　ここには，

・その時に自然にわいてきた感情や考え，言葉にはしなかった本音

　（「いらいらする（怒り）」，「なんで自分だけ……（あきらめ）」，「この上司はいつもこうだ（呆れる）」，「急に言われてもできるわけないよ（焦り）」，「できなかったらどうしよう（不安，緊張）」など）

・その時にとった行動（例えば，「黙って仕事を続けた」，「反論した」，「仕事を中断して帰宅した」など）

を記入します。

　感情や考えを表す言葉は，以下のようなものがあります（表 3-1）。自分に合うものを考えて記入してください。

—28—

3. ②これまでの認知行動パターン　B．自動思考・スキーマ

　②B「自動思考・スキーマ」は，考えや感情を発生させて行動に移させる，無意識的な信念や価値観です。

　まず，②Aに記入した「感情や考え」と「行動」に矛盾がないかに着目してください。例えば，①「上司から，他に頼める人がいないからと仕事を頼まれた」時に，②A「ほかの仕事もあって忙しいのに，困ったな。自分にできるかな」と思ったにもかかわらず，「笑顔で引き受けた」とします。

　この場合，否定的な感情や考えをもちながら，笑顔で仕事を引き受けるのは矛盾と言えます。なぜ，このような矛盾が起こるのかを手掛かりに，②B「自動思考・スキーマ」を検討します。

　上記の例では，「困ったな。自分にできるかな」というのが謙遜の意味を含む場合，その背景には「本当は断りたいけど，上司の指示には従わなくてはいけない」という価値観が潜んでいるかもしれません。

　また，「本当はできるけど，能力をアピールするのはみっともないから，一応困ったふりをしておこう」という意味かもしれないし，「本当に時間がないのだが，引き受けるからにはきちんとやりたい」という価値観があるのかもしれません。

　そして，このような「自動思考・スキーマ」を一言で表すキーワードを記入します。

　例えば，「上司の指示には従わなければならない（従うべきだ）」という価値観は，「すべき思考」という自動思考に当てはまります。一般的な自動思考には「白か黒か」，「完璧主義」，「悲観主義」などがあります。

　実際には，一般的な自動思考ではしっくりこない，自分独自の自動思考やスキーマも多くあります。その場合は，自分にあったキーワードを作り出してください（表3-2）。

　例えば，「能力をアピールするのはみっともない」という価値観の裏

記入日：〇〇年××月△△日

①出来事	②これまでの認知・行動パターン		③今後目指す認知・行動パターン、目標・目的に基づく行動計画		
	A. その時の感情・考え・行動	B. 自動思考・スキーマ	A. 出来事に対する新たな対処行動の目標・目的（どうしたいか、どうなりたいか）	B. 目標・目的を達成するための考え・行動計画	C. 考え・行動を実行する優先順位
			<大目標> <中目標>	<小目標>	

図 3-1　ComPs-CBT シート（原本）

第3章　リワークプログラム②　「ComPs-CBT」による自己理解と再発予防

記入日：○○年××月△△日

①出来事	②これまでの認知・行動パターン		③今後目指す認知・行動パターン、目標・目的に基づく行動計画		
	A. その時の感情・考え・行動	B. 自動思考・スキーマ	A. 出来事に対する新たな対処行動の目標・目的（どうしたいか、どうありたいか）	B. 目標・目的を達成するための考え・行動計画	C. 考え・行動を実行する優先順位
会社面談で、人事担当者が「本当に働けるか」を、どうやってしょうかと想定外の質問をしてきた。それにうまく〈答えられな〉かった。	・人事担当者は何を求めているんだろう ・何て答えたら認めてもらえるんだろう ・びっくりした ・答えが出なくて困った ・笑顔で平気なふりをした ・口から出まかせでごまかした		＜大目標＞ ・復職できることを伝えたい ・事実に基づいて説明する ・相手の期待に応えようとしすぎない ＜中目標＞ ・できるようになったことを事実に基づいて説明する ・その場しのぎのしない	＜小目標＞ ・職場での業務内容や役割を説明する ・リワークプログラムでの過ごし方や体調を説明する ・再発防止策や今後の働き方を説明する ・主治医の意見を説明する ・答えられない事は、よく考えてから後日回答する ・ToDoリストや手帳を使って業務管理することを伝える	3 1 2 5 6 4

図3-2　ComPs-CBT シート（例）

表 3-1 感情を表す言葉例

ポジティブな感情	嬉しい，楽しい，好き，わくわくする，うきうきする，やる気がでる，期待がもてる，希望がある，実力を発揮できる，チャンスだ，うまくいった，幸先がいい，満足，幸せ，楽しみ，何とかなる，助けてもらえる，信頼できる，がんばれる　など
ネガティブな感情	イライラする，ドキドキする，どうしていつもこうなるんだ，自分は悪くない，あいつのせいだ，不公平だ，悔しい，怖い，嫌い，思い通りにいかない，こんなはずじゃない，落ち着かない，カッカする，いつまでも相手のことを思い出す，焦り，追いつめられる，不安，緊張，無力感，恥ずかしい，情けない，がっかりする，悔やむ，見放された，孤独，疲れた，傷ついた，心配，みじめ，気が重い，我慢しなければ，自分が悪い，うまくいかない，報われない　など

には，「謙遜するほうが自分が優位に立てる」という戦略的な考えや，「品よく見せたい」という自分を飾って大きく見せたいという考えが潜んでいることがあります。

　また，「頼りにされてうれしい」や「頼まれたら断れない」の裏には，「評価されたい」，「いい人だと思われたい」といった本音が隠されており，それぞれ「かまってちゃん」や「いい人病」のようなキーワードに変換できます。

　5つくらいの出来事について ComPs-CBT の①②を書くと，これまでの失敗やストレスの背景にある認知行動パターンを，「自動思考・スキーマ」のキーワードで説明できるようになります。

　認知行動パターンはこれまでの人生全体から形成されたものです。①「出来事」に子どもの頃の出来事や家庭での出来事などを記入すること

第3章　リワークプログラム②　「ComPs-CBT」による自己理解と再発予防

表 3-2　独自に命名した自動思考・スキーマ（例）

感情・考え	独自に命名した自動思考・スキーマ
自分はできる，自分なら人を助けられる，自分が一番，自信があることでは自己アピールする	オレ様・上から目線・井の中の蛙
自分は何でもできる・できなければならない，親や先生の言うとおりにできなければいけない，認められたい，ほめられたい，嫌われたくない	理想の自分・完璧な自分
注目されたい，大事にされたい，愛されたい，駄々をこねれば意見が通ると思っている，かまってもらえないとすねる・落ち込む・自分に価値がないと思う	かまってちゃん
自分が我慢すればうまくいく，どうせ自分なんかと思っている，自信がないから人に従う，相手が喜んでくれればうれしい，損しても嫌われるよりはまし	悲劇のヒロイン・いい人病・自己犠牲
自分はできると思っている，できなければならないと思っている，人を頼れない，想定外のことが嫌だから自分でやる	ひとりでできるもん自己完結
うまくいかないのは人のせい，みんなわかってくれない，言わなくてもわかってくれ，こんなにやってるんだから感謝されて当然だ	他罰・受け身・察しろよ！
よかれと思って先回りしてやってあげる，相手の意向を確認せずにやってあげる，何にでも首を突っ込む，勝手にやってあげて満足する，相手が応じないと怒る・すねる・落ち込む	おせっかい・独善・おしつけ
どうせ俺なんて，頑張っても無駄だ，どうしようもない，誰かがやってくれる，責任とりたくない，失敗したくない，私には無理ですとアピールする，面倒なことは嫌い，適当にながす	自己卑下，言い訳，回避・責任のがれ・無気力
自分がいいと思ったからやる，ひらめいたら突っ走る，事実を確認せずにやる，相手の意向を確認せずにやる，	自己中・感情的・事実誤認
想定外のこと・相手からの評価・失敗することを恐れてびくびくしている，その裏返しで強硬的な態度をとる，やられる前に先制攻撃して身を守る	負けたくない！，怖いから噛みつく

— 33 —

で，より深い自己分析ができます。主治医や臨床心理士などに相談して，より多くの視点から自分の認知行動パターンを分析するのもよいでしょう。

Ⅲ 「自分のシステム図」を書く

ComPs-CBT の①②でわかった失敗やストレスの原因となる認知行動パターンを図解するのが，「自分のシステム図」（図3-3）です。

例を見てみましょう。

この人には，「みんなと仲良くしたいために，適応するための努力を惜しまない」という自動思考・スキーマがあります。

しかし，もともと「空気が読めない，見通しがもてない，事実に基づく情報処理が苦手」という特性があるために，「見当違いな努力をしたり，

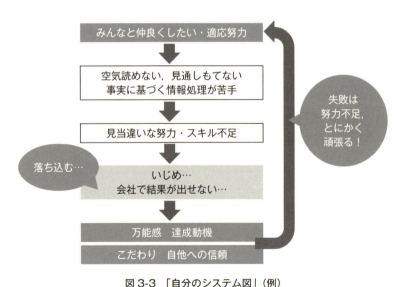

図3-3 「自分のシステム図」（例）

第3章　リワークプログラム②　「ComPs-CBT」による自己理解と再発予防

よく確認しないまま突っ走って」周囲に迷惑をかけてしまい，軋轢が生じます。

すると本人は「いじめられた」，「仕事が自分はダメなんだ」，「嫌われてしまった」と考えて「落ち込み」ます。

しかし，「頑張ればできるはずだという万能感や達成意欲」，「一度決めたらやり続けるこだわり」，「自分や他者に対する信頼感」といった価値観や信念があるために，「失敗するのは努力が足りないからだ」と考え，「とにかく頑張る」ことを繰り返すのです。

ここから，「失敗する認知行動パターンを繰り返してしまう」のがこの人「自分のシステム」であり，これが休職原因となっていたことがわかります。

今後失敗をくり返さないためには，「自分のシステム」のどの段階で，どんな手を打つことができるかを検討します。

Ⅳ　再発防止策の検討

ComPs-CBT シート（図 3-1）の③「今後目指す認知・行動パターン，目標・目的に基づく行動計画」では，「自分が望む結果を出すためには，これまでとは違うどんな対応をしたらよいか」を検討して，これまでの認知行動パターンから抜け出すことを目指します。

1. ③今後目指すべき認知行動パターン，目標・目的に基づく行動計画　A．出来事に対する新たな対処行動の目標・目的〈大目標・中目標〉

③A「出来事に対する新たな対処行動の目標・目的」の欄に，①「出来事」に対して「本来自分は何をすべきか，何をしたいのか」を考えて〈大目標〉と〈中目標〉を設定します。

例えば,

・出来事：「すでに残業しても間に合わないほどの業務を抱えていた時，上司から未経験の業務を振り分けられた」

に対して,

・本来の価値観（自動思考・スキーマ）：「やればできる」,「苦労しても達成感を感じたい」,「はやく仕事で成長したい」

という場合,

・大目標：「職業人として，できるだけたくさんの仕事をして成長する」
・中目標：「仕事はできるだけ引き受ける」

となります。

　一方,

・本来の価値観（自動思考・スキーマ）：「自分の時間を大切にしたい」

の 場合,

・大目標：「仕事とプライベートのバランスをとる」
・中目標：「しばらくは残業が必要な新規業務は断る」

となるでしょう。

2. ③今後目指すべき認知行動パターン，目標・目的に基づく行動計画　B．目標・目的を達成するため行動計画

　③Bでは，中目標を達成するためには何が必要かを考えます。

例えば,

・中目標：「仕事はできるだけ引き受ける」

に対しては,

・行動計画（小目標）：「新規業務の締め切りを確認する」,「多少余裕のある既存業務を後回しにする」,「新規業務の参考になる前例を探す」,「経験者にやり方をヒアリングする」

などの具体的な方法をできるだけたくさん書き出します。

一方，

・中目標：「しばらくは残業が必要な新規業務は断る」

に対しては，

・行動計画（小目標）：「業務過多であることを説明する」，「締め切りや責任範囲を確認し，できそうな部分だけ引き受ける」，「既存業務が終わってから取りかかればよいか確認する」，「同僚に手伝ってもらえるか確認する」

などの行動計画が考えられます。

3. ③今後目指すべき認知行動パターン，目標・目的に基づく行動計画　C. 考え・行動を実行する優先順位

③Cは，③Bで挙げた行動計画をどれから実行するのか，優先順位をつけます。優先順位1の行動計画がうまくいかなければ，優先順位2の行動を，それでもだめなら3を，というように行動を繰り返します。

例えば，

・出来事：「顧客が理不尽な要求を繰り返す」

に対して，

・大目標：「組織の一員として業務を遂行するために必要な行動をとる」，「部下が仕事をしやすい環境を作る」

である場合，

・中目標：「顧客に要求が理不尽であることを理解してもらう」

・行動目標：「あえて顧客の理不尽さを指摘する」

かもしれません。

この行動によって顧客からクレームがあがるかもしれないというリスクや，実行することで部下の士気があがるなどのメリットを含めて検討し，行動の結果に責任をもてれば，一般的には躊躇される行動を実行してもよいのです。

—37—

このように ComPs-CBT では，自分の認知行動パターンから，「本来自分はどうしたいか，どうすべきか」という自分なりの目標を立てて行動します。そのため，一般的な認知行動療法を試した人が陥りがちな，「これまでと違う認知行動パターンや理想の認知行動パターンは思いつくけど，自分の気持ちに合致しないから実行する気にならない」というジレンマが避けられます。

また，ComPs-CBT は「問題解決のための目標をもち，行動計画を立てて，実行を繰り返す PDCA サイクル」を，自分自身の問題に応用したものです。問題解決を繰り返す力をつけること自体が，再発防止策になるのです。

V 「ComPs-CBT」の注意点

自動思考やスキーマを分析する時に，「自分の感情なんて気にしたことがない。自然にうかぶ感情や考えをふり返って書き出すのが難しい」という人がいます。また，「職場では本音を出さないようにしているから，ComPs-CBT シートにも本音を書きたくない，自動思考やスキーマも知りたくない」，「本音に隠された自分の腹黒い部分を見たくない」という人もいます。

「これまでと違う考え方や行動は思いつくが，実行できない」人は，「一般的に正しいこと」や「大人として恥ずかしくないこと」，「相手や社会にとって受け入れやすいこと」を「しなければならない」という自動思考やスキーマにとらわれて，「本当はそれをしたくない」という自分の本音や矛盾を受け入れられていないと考えられます。

ComPs-CBT では，自分の価値観や特性をふまえて，本来の目的を達成するための合理的な行動をとることを目指します。これまでの認知行動パターンは失敗が多かったかもしれませんが，自分なりに努力してき

—38—

た証です。自分を責めるための自己分析はしないでよいのです。

　今後は，自分の特徴を活かしながら目的を達成するための考え方や行動をしていきましょう。すでに身についているよい結果を導く認知行動パターンは今後も継続しつつ，よくない認知行動パターンを改善することで，再発防止に努めてください。

第4章 リワークプログラム③
コミュニケーションと問題解決

I 業務遂行や問題解決のためのコミュニケーション

　休職者の多くは,「相手の感情や空気を読むことに気をとられて, 会話の中で6W2Hの情報を聞きもらし, 何をしたらいいのかわからなくなってしまう」,「自分の感情を押し殺して, 相手の意見に合わせていい人を演じることで, 自分の考えや意思, 感情がなくなってしまった」と訴えます。つまり, コミュニケーションがうまくできないことが, 休職原因になっているのです。

　このような混乱やストレスを生じずに, スムーズに業務遂行するためのコミュニケーションとは何かを整理してみます（図4-1）。

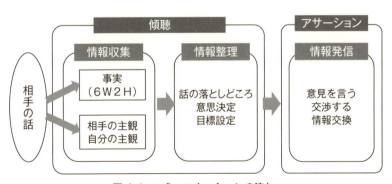

図4-1　コミュニケーションの流れ

1．情報収集

　情報に含まれる６Ｗ２Ｈで表される客観的事実と，話し手の感情や意図といった主観を区別しながら，注意深く相手の話を聴きます。

　相手が話している時には口をはさまず，適切な質問をすることで，できるだけ多くの情報を収集しましょう。

2．情報整理

　相手の話を聞きながら，情報のなかに解決すべき課題があるか，それは何かを考えます。そして，課題をどのように解決したらよいか，どのように解決したいか，どうしたら自分も相手も納得するか，といった「話の落としどころ」や目標を決めます。

　情報収集と情報整理を合わせて，傾聴といいます。

3．情報発信

　自分の考える課題や解決の方法などを伝えて，相手と合意を形成するのが，情報発信です。相手の話を傾聴し，話の内容を分析して自分の考えをまとめてから，ようやく，自分から話をするのです。

　自分から発信した情報が，一度で相手に理解されるとは限りません。自分の伝えたいことが相手に理解されるまで説明を繰り返したり，相手の意見を聞きなおして考えをまとめなおしたりします。

Ⅱ　コミュニケーションによる PDCA サイクル

　情報収集・情報整理・情報発信のプロセスを繰り返すことが，お互いの考えを理解しあいながら問題解決するためのコミュニケーションです。これは職場で一般的に使われる問題解決技法である，「PDCA サイクル」にあてはめられます（図 4-2）。

第4章 リワークプログラム③ コミュニケーションと問題解決

　PDCAサイクルでは，Plan（問題解決の計画），Do（解決策の実行），Check（結果の確認），Action（新たな問題がないか検討する）というプロセスを繰り返します。これによって，次々に発生する課題や問題を，試行錯誤しながら，解決することができます。

　働くことは問題解決の連続です。さまざまな角度から問題を分析して目標を達成することは，休職を乗り越えて復職し，再び働き続けられるようになるためのプロセスでもあります。

　これまでの認知行動パターンから失敗の原因を学び，新しい考え方や対処方法を身につけて復職し，復職後も問題解決を繰り返して再発防止に努めていきましょう。

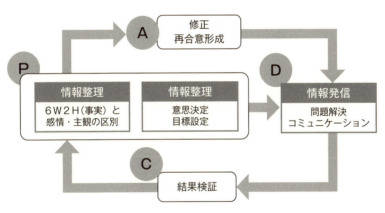

図4-2　コミュニケーションによるPDCAサイクル

Ⅲ　対人関係を見直す

　「誰とでも仲良くしなければならない」という自動思考・スキーマのために仕事を断れずにストレスをためる人がいます。また，相手の考えをくみ取れずに「空気が読めない」と言われる人もいます。

　人間関係にストレスを感じるのは，相手や自分の感情に流されて状況に応じた適切な行動ができないこと，つまり，「相手との関係性や距離感，コミュニケーションをコントロールできないこと」が原因です。

　自分と周囲の人との関係のあり方を「対人関係図」（図4-3）で整理してみましょう。

1．同心円を書く

・自分を中心として3重の同心円を書く
・この同心円を「職場」・「家族」・「プライベート（友人など）」・「専門的資源（主治医やカウンセラー，復職支援者など）」の4つのカテゴリに分割する。

2．カテゴリごとに関わりをもつ人の名前を記入する

　対人関係は，感情的なつながりを重視する心理的な関係と，役割や目的達成を前提とした機能的な関係に分けられます。もちろん心理的にも機能的にも重要な関わりをもつ相手もいます。

　これに注意しながら，各カテゴリーに該当する人を記入します。

◆職場のカテゴリ：上司や同僚，会社で出会う人たち

　仕事を進めるには，6W2Hを意識したコミュニケーションを重視した，機能的関係を多くもつ人を自分の近くに配置します。

〈例〉

・1層目：頻繁に報・連・相する上司や同僚，現在最優先で関わっている顧客など

・2層目：週に1度ミーティングをする同部署の他課のメンバー，問い合わせや発注などの業務がある時に関わる人など

・3層目：業務には直接関わらないが仕事のノウハウを共有する部署の人，以前取引していたが今後も取引をしたいと考えている人，今は一緒に仕事をしていないが今後一緒に仕事をする可能性がある他部署の人，たまにおまけしてくれる食堂のおばちゃんなど

・円の外：挨拶くらいはするが仕事は一緒にしていない人，掃除業者の人など

◆家族のカテゴリ：両親，妻，子ども，兄弟，父母，叔父，叔母，いとこなど

　実際の関わりの深さによって，現状に合った配置をしてください。心の支えとしてペットを書き込む人もいます。

〈例〉

・1層目：喜怒哀楽を共有できる人，何でも話せる人，何でも相談できる人，家族運営を共に行う人など

・2層目：特に心配事や相談事があれば相談できる人など

・3層目：家族の行事を一緒に行う人など

・円の外：冠婚葬祭の時に会う人など

◆プライベートのカテゴリ：親友，恋人，会社で知り合ったけれども友人としての付き合いができる人，学生時代の友人，趣味の仲間など

〈例〉

・1層目：家族のように親密な関係をもてる人，会う回数は少ないけれど心の支えになっている人など
・2層目：共通の趣味や話題を一緒に楽しめる人など
・3層目：帰省した時に近況報告する人，SNSで知り合った人など
・円の外：フェイスブックでつながっているだけの人，知り合いなど

◆専門的資源のカテゴリ：主治医や産業医，会社の産業保健スタッフ，カウンセラー，復職支援者など，相手の役割や専門性によって関係をもつ人
〈例〉
・1層目：主治医（治療や体調管理について相談する），カウンセラー（ストレス対処について相談する）など
・2層目：産業医（復職について相談する，復職後の勤務制限について相談する）
・3層目：整骨院の先生（疲れたときのリフレッシュのため），美容師さん（美容のトレンドについて教えてもらう）など

3. 失敗を繰り返さないための人間関係

　作成した「対人関係図」は，人間関係におけるこれまでの失敗を繰り返さないためのものです。

　「関係をもつ目的は何か」という視点から相手との距離感や関わり方をコントロールして，ストレスをためることなく，目的に応じた行動がとれるように，練習を重ねてください。

Ⅳ　相談マネジメント図

　産業保健スタッフ（保健師や企業内カウンセラーなど）の方から，「休

第4章 リワークプログラム③ コミュニケーションと問題解決

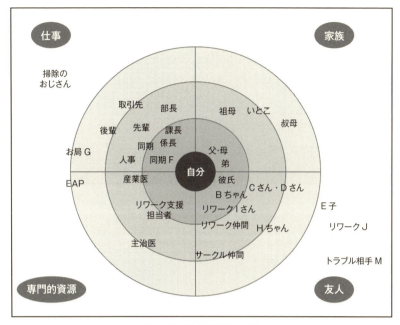

図 4-3　対人関係図（例）

職中は産業保健スタッフや上司などが休職者の様子を見守っており，復職後もしばらくの間は業務軽減などの配慮がされている。しかし，復職して半年もすると，上司や職場からのサポートがなくなってしまう。復職者への配慮が足りないのではないか」という相談があります。

多くの場合，「多大な配慮がなくても，与えられた業務ができる」からこそ復職が認められるのであり，セルフマネジメントしながら主体的に仕事ができるのが，本来の復職です。「つらかったら休んでいいよ」，「仕事しなくていいよ」といった腫れ物に触るような対応や，本来業務を減免するなどの配慮が減っていくのは当然でもあります。

また，一人前の職業人として再出発するために努力する復職者に対して，「みんなと同じように働かなくていい」などと，過剰な配慮を続けることは逆差別とも考えられます。

　ひとりで問題を抱え込まず，適切な相手に，適切な時に，適切な内容の相談を，自分からできることも，再発防止やよりよい働き方をするために必要なスキルです。

　復職後に発生しそうな問題を想定して，誰に・何を・いつ相談するのかを検討し，まとめておくのが「相談マネジメント図」（図4-4）です。

〈例〉

◆職場のカテゴリ

・上司に，日報を使って仕事内容やスケジュールなどを相談する（毎日or毎週）

・同僚には仕事の進め方を適時相談しつつ，雑談などで愚痴を聞いてもらう（随時）

◆家族のカテゴリ

・妻に，日常の過ごし方や表情などから疲労度を客観的に見てもらう（毎日）

・実家に子どもの世話をお願いして，趣味の時間を作る（月1回程度）

◆友人・プライベートのカテゴリ

・友人にメールや電話で話を聞いてもらう（随時）

・趣味のイベントの情報を教えてもらう（随時）

◆専門資源のカテゴリ

・産業医に面談してもらい，体調管理や残業規制について相談する（月1回）

第4章 リワークプログラム③ コミュニケーションと問題解決

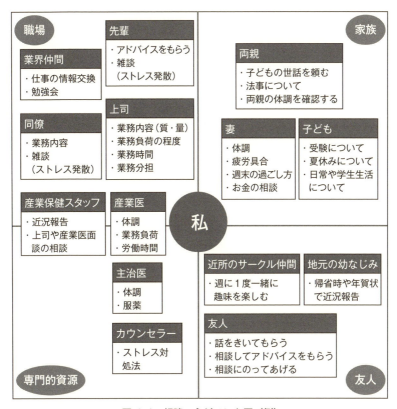

図 4-4 相談マネジメント図(例)

・産業保健スタッフに職場での状況を報告し,産業医に伝えてもらう(必要に応じて)
・主治医に復職後の様子を報告し,経過をみてもらう(受診時) など

第5章　リワークプログラム④
働く感覚をとりもどす

I　組織で働く：チームワークと役割行動

　休職者の中には，ひとりなら順調に仕事ができるのに，人との関わり
が増えると作業が止まったり，ミスが増える人がいます。複数の作業を
平行して行うことや，先の見通しや計画を立てることが苦手な人もいま
す。このようなことから自信をなくして休職に至る人も非常に多いので
す。

　しかし，組織の一員として働くためには，

・業務の目的や内容が理解できること

・業務の進め方や段取りがわかること

・自分が担当すべき役割がわかること

・他者とコミュニケーションをとって協力しながら，チームワークよく
　作業すること

が必要です。

　これらの働くための能力を回復して働く感覚を取り戻することも，復
職を目指すための重要な課題です。

　ここでは，働くための能力を総合的実践的に訓練する「マルチタスク
プログラム」を，参加者が複数いるリワーク施設で実施する方法を紹介
します。

II　リワーク施設で行う「マルチタスクプログラム」とは

　マルチタスクプログラムでは，より職場に近い環境で実践的な訓練をするため，以下のような場面設定をします。

・チーム内に職制を設ける
　　（役割に応じた行動や，立場に応じた振る舞いを訓練する）
・多少の努力で時間内に完成できる量のタスク（作業・業務）を複数組み合わせる
　　（切迫した中での並行作業，段取り，業務分担を訓練する）
・個人で取り組むタスクと，チームで取り組むタスクを組み合わせる
　　（チームワークや役割行動，分担による業務遂行を訓練する）
・作業中にも予定外のタスクを追加する
　　（突発的な事態への対応や理不尽な要求への対応を訓練する）
・タスクには締め切り時間を設ける
　　（スケジュール管理や切迫した状況での作業を訓練する）
・タスクには点数をつけ，得点によってチームの順位をつける
　　（成果を求められるプレッシャーや競争心からくるストレスへの対処を訓練する）
・スタッフからのタスクの説明や教示は必要最低限にする
　　（参加者が主体的に考え，積極的に行動することを訓練する）
・参加者が職場や日常生活で実際に体験した困った出来事，各人の復職要件を訓練するためのタスクを取り入れる
　　（参加者のニーズに応じた実践的な訓練をする）

　得点や順位を競うことは参加者の目的意識や達成動機を高めて，スト

第5章　リワークプログラム④　働く感覚をとりもどす

レスフルな状況でも主体的に行動するための工夫であり，いたずらに不安や焦燥感，競争心を煽るものではありません。

そのため，タスクの採点は絶対評価だけでなく，
・各人の訓練目標が達成できたかどうか
・課題の意図をくみ取って行動できたか
などの質的な成果も重視し，
・個別性に配慮した柔軟なフィードバック
をします。

Ⅲ　「マルチタスクプログラム」の実施方法

1．参加条件
　マルチタスクプログラムに参加するには，
・体調が安定していること
・プログラムに参加する目的を理解し，自分の課題を把握していること
・目的や課題をスタッフと共有できていること
が重要です。

　体調不良の場合は参加を見送るだけでなく，プログラムを見学して働き方について考察を深めることもできます。

2．チーム編成
・例えば全体で30名の参加者がいた場合，1チームは5名で6チームつくる
・チームごとに上長や主任，メンバーなどの役職をおき，チーム内での役割や指揮命令系統を設定する
・参加者の課題や目的に合わせたメンバー構成にする（例えば，あえて緊張感のあるメンバー構成にしたり，3名で1チームなどの少人数編

—53—

成にするなど)

3．スタッフ体制
・プログラムは3～4名のスタッフで運営する
・プログラム開始時には,「マルチタスクプログラムはBio-Psycho-Social-Vocationalの各課題を総合的に訓練するものです。今日のマルチタスクプログラムで自分のどんな課題を訓練したいか,目標を設定してください」といった教示をする
・プログラム中は締め切り時間や提出されたタスクの管理,採点などをする

4．一日のスケジュール

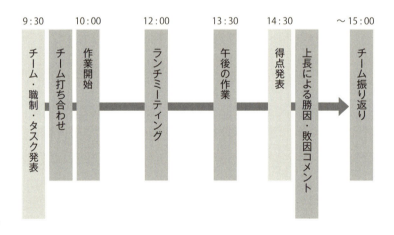

図5-1　マルチタスクプログラム　一日の流れ（例）

第5章 リワークプログラム④ 働く感覚をとりもどす

・9時30分から15時などの長時間，継続して業務遂行することを訓練する
・「チーム打ち合わせ」や「ランチミーティング」ではタスクをどう進めるか戦略を考えたり情報交換をする
・タスクごとに設定された締め切りに合わせて行動する
・作業が切迫したなかでどのように休憩をとるか，自分のペースで休憩をとれないときにどのようにリフレッシュするかなどを検討する

　マルチタスクプログラムでは，「休職前は休憩をほとんど取っていなかった。短時間でも休憩をとることでリフレッシュできる」など，休憩の重要性に気づく人が多くいます。チームで作業するため自分のペースで行動できないことのストレスを体感し，対処法を検討できます。

　また，「30分でどのくらいの作業ができるか」といった自分の作業効率や，「どのような作業でどれくらい疲れるか」がわかるため，疲れをためない働き方を検討できます。

5．タスク（作業内容）

　いろいろなタスクを用意して，Bio-Psycho-Social-Vocational の各課題に対応した訓練をします（表5-1）。

　具体的なタスクは，
・ワークサンプル幕張版（MWS）（独立行政法人高齢・障害・求職者雇用支援機構　障害者職業総合センター）に含まれる作業課題（簡単な計算問題や集計作業など）
・マルチタスクプログラムのために独自に開発した課題
・個人で行う作業
・チームで協力して行う作業
を組み合わせることで，実際の職場での業務遂行を再現できるよう工夫します。

—55—

表 5-1 マルチタスクプログラム タスク例

課題	タスク名	内容
Bio	目標設定・行動計画	Bio-Psycho-Social-Vocational の側面からマルチタスクプログラム参加の個人目標を設定し、具体的作業行動計画を立てる。
Psycho	セルフモニタリング	体調管理・休息マネジメント・感情コントロールなどを、目標に応じ、プログラム全体を通じて実践する。
	アナログメールチェック アサーショントライ 電話応答プログラム	職場でのコミュニケーションを想定し、DESC 法を使った返信メール作成、ロールプレイ、電話応答によるロールプレイをする。
Social	相談マネジメント	復職後の相談相手や相談内容、相談の流れを書き出し発表する。
	新人研修	マルチタスクプログラム初参加者に、先輩参加者がマルチタスクの流れや実施方法を講義する。
	数値チェック・日報集計 (MWS)	請求書金額や作業日報の正誤チェック。
	ピッキング (MWS)	発注伝票に従って、物品をピックアップする。
	プラグ・タップ組立 (MWS)	手順書を確認し、プラグ・タップを組み立てる。
Vocational	物品請求	必要な物品をカタログから選び、購入申請書を作成する。
	新聞要約	新聞記事を要約する。
	企画・戦略会議	新人研修や販売促進企画、新しいマルチタスクプログラム企画などをチームで話し合い、パワーポイントで資料を作成し発表する。
	報告書作成	リワーク終了プレゼンを見学し、内容や考察を報告書にまとめる。

第5章　リワークプログラム④　働く感覚をとりもどす

6．作業指示書

　スタッフが作成する「作業指示書」には

・一日を通した大まかな時間割

・一日に完成すべき作業内容や注意点

・得点や採点基準

を記載します（表5-2）。

　この作業指示書は参加者全員に配布することもありますが，チームで

表5-2　マルチタスクプログラム　指示書（例）

時間	タスク名	得点	備考
9:30 ～	ミーティングメモ　目標設定	チームで話し合った内容を6W2Hで整理する。	合格したら①～④の作業開始。
①　　　～ 10:00	アナログメールチェック	1回目で合格：10点　2回目以降：5点	1回目締切：10時，スタッフに提出。
②　13:00 ～　プレゼン	相談マネジメント	0～10点　いつ，どんな場面で，誰に，何を相談するかを明確に。	発表内容をスタッフが採点。13時から発表，各チーム1名，10分間。
③　　　～ 14:30	数値チェック（MWS）	ミスなし：50点　ミス1か所につき3点減点	採点は他チームに依頼。
④　　　～ 14:30	ピッキング（MWS）	（ミス減点）　レベル3：10点（1点）　レベル4：15点（2点）　レベル5：30点（5点）　レベル6：50点（10点）　採点は他チームに依頼	採点は他チームに依頼。
14:30 ～　15:00	グループ振り返り，上長による振り返り発表	勝因，敗因を発表する。	目標達成や今後の課題について話し合い，次回のマルチタスクプログラムにつなげる。成果物はチームごとに整理し，15:00にスタッフに提出する。

— 57 —

のコミュニケーションを訓練するために，上長が「作業指示書」の内容を読み取って，メンバーに必要な情報を伝えることもあります。

7．参加記録表と目標設定

　マルチタスクプログラム開始時に「マルチタスクプログラム参加記録表」を使って，その日のマルチタスクプログラムでは何を訓練したいのか具体的に目標を立てます。また，終了時には一日の行動予定に対する実績や，それに対するコメントなどを記入します（図5-2）。

　例えば，

・リワーク支援を開始して間もない人の目標：「集団作業に慣れる」，「作業の内容を覚える」など

・支援中盤の目標：「上長と初心者の間に入って，具体的な作業方法を教える」，「これまでに身につけた6W2Hによる合理的思考を実践する」など，より具体的なチームワークやコミュニケーション，業務遂行に関する目標

・支援終盤の目標：「自分のペースを守りながら後輩の面倒をみて，チームワークよく作業する」，「上長としてチームメンバーの進捗を確認しながら1位を目指す」，「個人の課題はPDCAによる主体的目的的作業遂行と，適切な休憩によるセルフマネジメントを行う。チームメンバーとしての課題は報告・連絡・相談などの適切なコミュニケーションと，全体の業務進行を意識した組織内の役割行動をする」など，組織の中で積極的に働くための目標

など，各人の課題に合わせて設定します。

　プログラム終了後には，目標が達成されたか，どのような気づきがあったかなどをチームで話し合って，今後の取り組みに活かします。

第5章　リワークプログラム④　働く感覚をとりもどす

マルチタスクプログラム参加記録表

・気分／体調

昨日の睡眠時間：（H）

疲労指数　開始時：　終了時：

気分指数　開始時：　終了時：

休憩回数：　回（　分／　日）

_____ 年　月　日

グループ名 _____

氏名 _____

・本日の作業内容

・本日の目標

作業時間	作業スケジュール	作業実施時間	休憩，気分転換の方法
9:00			
10:00			
11:00			
12:00			
13:00			
14:00			
15:00			

図5-2　マルチタスクプログラム参加記録表

・作業中の状態

		できていない	あまりできていない	どちらでもない	まあまあできていた	できていた
①	仕事の目的が理解できていたか？					
②	自分に課せられた職務内容を的確に捉えていたか？					
③	役割や立場を理解し，それをわきまえた行動ができていたか？					
④	仕事の進め方，優先順位のつけ方は的確だったか？					
⑤	疲労を感じたとき適切な対処ができていたか？					
⑥	できないことをチームメイトに伝えられたか？					
⑦	職務遂行をスムーズに行うための適切なコミュニケーションが取れていたか？					
⑧	組織を意識した行動が取れていたか？					
⑨	その場の空気を読めていたか？					
⑩	仕事にミスがあっても自分なりに折り合いをつけてリカバリすることができていたか？					
⑪	不満や疑問などの考えがあるとき，適切に対処できたか？					
⑫	メンバーと適切な距離感を保つことができていたか？					
⑬	疲労を感じることができたか？					

・本日の作業成果／自己評価（獲得点数等も含めて）

・本日のストレス要因，対処法

・今後の課題，感想など

図5-2　マルチタスクプログラム参加記録表（つづき）

Ⅳ　マルチタスクプログラムの有効性

　マルチタスクプログラムを開発し実施している千葉障害者職業センターでは，リワーク支援終了者の約75％が「リワークプログラムのうち，マルチタスクプログラムが最も効果があった」と回答しています。

　マルチタスクプログラムを評価する意見は，

・自分の仕事の仕方や対人関係のくせが出るので良い勉強になる
・突然のトラブルなど，実際の職場で起きることを体験できる
・臨機応変に行動することの訓練になる
・短時間の座学ではいい人を演じられるが，長時間の集団作業ではごまかしがきかず，自分の悪い癖が露呈する。それを改善しようというモチベーションがもてる
・作業やコミュニケーションによる疲労を感じることができ，体調や気分のセルフマネジメントの訓練になる
・チームでの立場や役割によって，コミュニケーションや作業の仕方が変わることがわかった

などがありました。

　マルチタスクプログラムに対する要望は，

・マルチタスクプログラムで感じた課題について，メンバー同士が話し合って改善策を立てるような時間が多いとよい
・もっとたくさんのタスクを組み合わせて負荷をかけてほしい
・リワークを開始した早い段階で具体的な課題や目標が定まっていると，マルチタスクプログラムで訓練すべきことがより明確になると思う

などです。

　また，リワーク支援に関わる専門家からは，

・マルチタスクプログラムは参加者や職場のニーズを反映した緊張感の

あるプログラム

・参加者が職場を想起することで，休職原因の究明や再発防止に役立っ
ている

・働くことを実践的総合的に訓練することで，職業人としての成長が期
待できる

などの意見があがっています。

Ⅴ　マルチタスクプログラム実施上の注意点

１．職場を想起することの負荷

　マルチタスクプログラムは職場での出来事を再体験したり，現在の自
分の業務遂行能力が表現されます。そのため，参加者の心身状態や復職
への課題などの個別性を十分に把握し，プログラムへの参加が適切かど
うかを検討して，安全を確保します。

　特に睡眠不足で体調管理ができていない場合や参加目標が設定できな
い場合などには参加を見合わせたり，主治医に参加の可否を確認するこ
ともあります。

２．臨機応変な対応

　マルチタスクプログラムでは，職場と同様に突発的で想定外の出来事
も起こります。しかし，トラブルが発生しないように必要以上に介入せ
ず，これを活用することで，臨場感あふれる訓練が可能になります。また，
スタッフが働く姿は参加者が働く際のモデルにもなるため，スタッフ自
身が自分の働き方や人との関わり方を見つめなおすことも大切です。自
立した職業人として主体的に働くことを支援するためには，スタッフに
も臨機応変に行動する心構えが必要です。

Ⅵ 個人で行う「マルチタスクプログラム」：「ひとりマルチタスクプログラム」実施例

　リワーク支援に参加せず復職する場合や，リワーク施設で個別に訓練したい場合には，「マルチタスクプログラム」を応用して「ひとりマルチタスクプログラム」を実施できます。

　その際にも，「復職準備チェックリスト」や「復職計画表」をもとに，どんな課題を何のために訓練したいのかといった目標を明確にします。

　以下，目標に応じた「ひとりマルチタスクプログラム」の例を紹介します。

1．目標例①「集中力，持続力を高めたい」

〈タスク例〉

・新聞記事や本の要約

・脳トレや計算ドリル

・資格の勉強

・テーマを決めた調べもの

・締め切り設定と時間管理

　これらを，9時から12時までなどと時間を決めて，作業手順や作業ペース，休憩の取り方などを工夫しながら，実行します。

2．目標例②「複数の作業を平行して進められるようになりたい」

〈タスク例〉

・新聞要約，計算ドリル，1週間分の献立作成などの事務作業タスク

・掃除や洗濯，昼食の準備などの行動を伴うタスク

・スケジュール管理

　目標時間内に，これらすべての作業を完成するために to do リストを

—63—

作成し，手帳や Gantt Chart（図 5-3）などの管理ツールを使って行動
スケジュールを立てて，実行します。

3．目標例③「業務の指示をうまく受けられるようになりたい」

〈タスク例〉

・ラジオのニュースなどをヒアリングして情報を書き出し，報告書を作る

・子どもとの会話やドラマのシーンなどを使って，6W2Hで表される
　客観的事実と話し手の主観を区別して書き出す

・執筆者の感情や考え，意見が盛り込まれたエッセイや新聞の社説など
　を要約する

・6W2Hで情報を整理してメモをとるための「業務管理シート」（図
　5-4）などのフォーマットを作成する

　ここで作成した業務管理シートは，復職後に業務指示を受けたり業務
スケジュールを立てる時に使う人もいます。

4．目標例④「情報をうまく伝えたい」

〈タスク例〉

・受診や産業医面談を題材に，自分が，いつ，だれに，何を，何のため
　に伝えたいのか，どんな結論・結果を導き出したいのかを整理して書
　き出す

・一日の行動や映画や読書の感想などを「議事録」や「業務記録」，「出
　張報告書」などを模した書式でまとめる

　これは復職後に会社で文書作成するための訓練にもなり，再発防止策
を取りまとめたレポートや「リワーク活動報告書」を作成するときに役
立ちます。

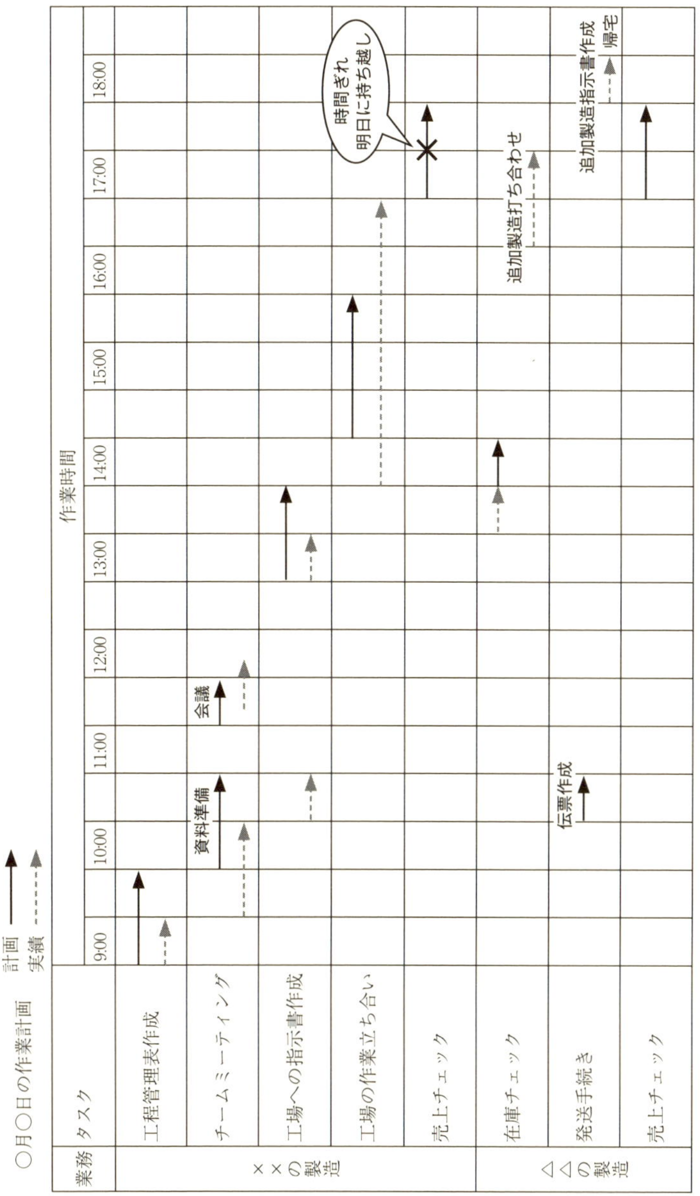

第5章　リワークプログラム④　働く感覚をとりもどす

○月○日の作業計画　計画 ——　実績 ------

作業時間　9:00　10:00　11:00　12:00　13:00　14:00　15:00　16:00　17:00　18:00

業務　タスク

工程管理表作成
チームミーティング
工場への指示書作成
工場の作業立ち合い
売上チェック
××の製造

資料準備
会議
伝票作成

在庫チェック
発送手続き
売上チェック
△△の製造

追加製造打ち合わせ
追加製造指示書作成
帰宅

時間切れ　明日に持ち越し

図 5-3　Gantt Chart （例）

業務管理表

業務名			
指示者	氏名	（所属　　　　）	
指示日	年　月　日		

業務内容

When（期限）		What（何を、内容）
Where（場所）		Why（目的）
Who（誰が）		How To（方法・手順）
To Whom（誰に）		How Much（どれくらい）

TO Do リスト

優先順位	作業内容	締め切り・期限	報連相する相手

業務状況（計画、進捗、修正、完成など）

	午前		午後	
	計画	実績	計画	実績
月				
火				
水				
木				
金				

注意事項（所感など）

図5-4　業務管理表（例）

— 66 —

5．目標⑤「計画的に作業を進められるようになりたい」

〈タスク例〉

・Gantt Chart や手帳などのフォーマットを使って，並行作業を行うための計画を立てる

・手帳の使い方を解説した参考書などを使って，スケジュール管理の方法を勉強する

・実際に行っていた業務の手順書やマニュアルを作成する

・料理の作り方を詳しく説明するレシピを作成する

　例えば，カレーライスを作るための手順を，「冷蔵庫にある食材を確認して，買い物リストを作る」や「スーパーでジャガイモ5個と人参2本買う」などから始まり，どの食材をどんな順番でどんな大きさで切るのか，鍋に入れる順番や炒める時間などを，もれなく詳細に書き出します。

　これは作業のゴールにむかって To Do リストを作成する訓練にもなり，作業の段取りを考える力や説明する力・伝える力も鍛えられます。

　「ひとりマルチタスクプログラム」を図書館などに出かけて実行することで，生活リズムや体調の管理ができたり，通勤訓練や外出先で作業することによる疲労度を把握することができます。

　主治医や産業保健スタッフ，家族などに相談して，作業内容を工夫しながら，「ひとりマルチタスクプログラム」で働くための具体的な準備を進めてください。

第6章　リワークプログラム⑤

復職準備の総仕上げ

I　復職面談の準備

　産業医や人事担当者，上司などが休職者と復職面接をして，復職可否を判断します。ここでは休職者が休職中の過ごし方やリワークプログラムの取り組みから，復職できる程度に心身が回復したことや働くための準備ができたことを説明します。そして，試し出社（リハビリ出勤）の実施方法や復職後に必要なサポートは何かなどを話し合います。

　復職面談に関わる人を「対人関係図」で整理して，誰と，どんな情報を，何のために共有するのかを確認しておきましょう。

1．主に産業医と確認すること

・毎日通勤する体力がついているか

・作業をしても翌日に疲れを残さないなど，働くために必要な体調管理ができているか

・定期的に通院，服薬ができているか

・勤務や業務に関する制限や配慮　など

2．主に上司と確認すること

・休職者にどんな業務を任せたらよいか（どんなことならできるか）

・業務上の得意・不得意

・業務上必要な配慮は何か　など

3．主に人事担当者と確認すること

・復職に関わる手続き
・配置転換の可能性　など

　また，以下のような復職面談でよく確認される質問にも答えられるように，準備してください。

・眠れていますか？
・通院，服薬はできていますか？
・主治医は復職についてどう言っていますか？
・外出しても疲れは残りませんか？
・現在の体調はどうですか？
・体調が崩れたらどうしますか？
・休日はどう過ごしますか？
・リワーク支援施設ではどう過ごしましたか？　出席率は？
・リワークで何を学びましたか？
・休職原因は何だと思いますか？
・今後，休職前と同じような状況になったらどうしますか？
・再発防止策はありますか？
・相談相手はいますか？
・家族は協力してくれますか？　理解がありますか？
・家族が病気（保育園に入れない，介護が必要など）になったらどうしますか？
・苦手な上司（同僚など）がいたそうですが，一緒に働けますか？
・職場で嫌なことがあったらどうしますか？
・前と同じ業務ができますか？
・どんな業務ならできますか？

・出張や残業はできますか？

・職場は以前と同様に忙しいですが，大丈夫ですか？

・復職後はどんな働き方をしたいですか？

・復職したら，どんな配慮をしてほしいですか？

・業務範囲の縮小や降格についてどう思いますか？

・再発しませんか？

・再発しないという根拠はありますか？

・再発したらどうしますか？

・この仕事（会社）は好きですか？

・またこの会社（職場）で働きたいですか？

II 「リワーク活動報告書」の作成

1．「リワーク活動報告書」の目的

　復職面談の準備の一環として「リワーク活動報告書」（図6-1，表6-1）を作成することをお勧めします。このような報告書やレポートを提出するかどうかは会社や個別の事情によって異なりますが，これを作成するメリットは，

・これまでの活動や再発予防策をまとめることで，復職への具体的な見通しや自信がもてる

・復職要件や復職面談で伝えるべき，自分の状況や状態，今後の見通しなどをまとめられる

・Ａ４用紙１〜２枚で作成することで，面談で話す内容のレジュメになる

・６Ｗ２Ｈで伝えたい情報を整理し，起承転結などの理論展開を意識して，ビジネス文書にならって作成することで，書類作成スキルの回復を確認できる

・休職という出来事を自分の職業人生にとって意味あるものとして位置

づけ，職業人として再出発するための区切りとなる

などがあります。

　なお，会社によっては産業医面談が月1回しか行われないために，タイミングを逃すと復職が遅れてしまうということもあるので，復職までの手続きや書類の手配，産業医面談の予約などのスケジュール管理にも注意してください。

2.「リワーク活動報告書」の記載事項

　「リワーク活動報告書」への記載事項は，以下のようなものです。復職面談での質問事項もふまえて，復職して働くことができるという根拠を説明できるように工夫してください。

・現在の体調，生活リズム，通院や服薬状況など
・休職原因：休職前の働き方，認知行動パターン，コミュニケーション，対人関係など
・休職原因から検討した再発予防策：今後目指すべき体調や生活リズムの管理，認知行動パターン，対人コミュニケーションのあり方，業務遂行スキルや働き方など
・再発予防策の実施状況：課題の改善状況，できるようになったこと，今後の課題など
・再発予防策を復職後にどう活かすか，復職後にも気をつけるべきこと，職場に協力してほしいことなど

　また，これまでに作成した資料を使って活動内容を説明することもできます。
・「生活リズムチェック表」：通勤に合わせた生活や体調管理ができてい

ること

・「自分のシステム図」や「対人関係図」：休職原因や再発防止策

　復職可否の判断がスムーズに行われ，職場の受け入れ態勢を整えても
らえるように，復職面談の準備を進めてください。

<宛先>

リワーク活動報告書

○○年○月○日
理枠　太郎

この度，復職に向けた活動を行いましたので，下記の通りご報告いたします。

記

1．出席状況
　リワーク活動期間：○○年○月○○日～○○年○○年○○日
　プログラム実施計画全○○日中，欠席２日（体調不良のため，欠席する旨を電話で連絡した）。遅刻・早退なし。産業医面談２日。

2．活動内容
①休職原因の分析
　休職の状況について，下記の４項目から分析した。
◆体調：業務が滞ることで焦りや不安が生じて睡眠がとれなくなり，疲れがたまっていた。作業効率も下がっていたが，業務を仕上げなければいけないと考えて残業が増えた。生活リズムや食生活も乱れ，疲れがたまった。
◆考え方や行動，対人コミュニケーション：責任感が強いため，期待以上の成果を出さなければならない，後輩が困っていたら自分の仕事を後回しにしても助けるなどの行動をしていた。また，すでに手一杯にも関わらず新しい業務を断ることができずに，業務を抱え込んでいた。
◆働き方：締め切りの管理や，上司や同僚との報・連・相をタイミングよくできないなど，効率的に業務を進めることができていなかった。集中力や持続力が落ちているのに，休憩してリフレッシュするなどの対処が取れていなかった。

②休職原因への対処（再発防止策）
◆体調：就寝起床の時間を一定にし，生活リズムを維持する。家族に日々の表情や言動をみてもらい，疲れがたまっていないか確認してもらう。通院を継続して，主治医に体調面の変化を相談し，服薬を含むアドバイスをもらう。
◆考え方や行動，対人コミュニケーション：業務を引き受ける時に，必要な情報を６Ｗ２Ｈで整理して，締め切りや実施方法などを上司と相談する。業務に行き詰まりを感じたら，躊躇せず上司や同僚に相談する。その際，対面での相談だけでなく，メールやメモなども活用する。
◆働き方：手帳を使って，仕事とプライベート全体のスケジュールを管理する。業務管理表を使って，業務内容・作業手順（To Do リスト）・業務の提出先や内容の確認相手を管理する。

3．復職後について
　上記の再発防止策に従って業務を進めることで自覚せず疲労をため，業務がストップすることを避ける。これに伴い，上司や同僚，所属グループのメンバーにも，業務管理表をもとに，業務の確認や相談に乗っていただく時間を設けていただくことをお願いします。

以上

図6-1　リワーク活動報告書（例１）

表6-1 リワーク活動報告書（例2）

	<休職原因の分析と対処法> 理枠 太郎		
	自分の特徴	特徴から見た休職原因	今後の対処法
体調	・頭痛や腹痛が起こる。 ・いろいろ考えてしまい、寝つきが悪くなる。 ・服薬を忘れてしまう。 ・週末に予定を入れず、夜中までゲームをする。	・自分にとってのストレスとは何かがわかっておらず、単純に体調不良だと思っていた。 ・生活リズムや服薬管理ができず、体調を安定できなかった。	・生活リズムチェック表を書く。 ・睡眠時間は7時間確保する。 ・1回ごとの薬を用意しておく。 ・服薬時間にスマホのアラームをセットしておく。 ・手元薬をもち歩く。 ・1週間の行動予定を決め、ルーチン化する。
コミュニケーション	・ひとりで過ごすのが好き。 ・初めて会う人とは、うまく話せない。 ・慣れた相手には、きつい言い方をしたり、なれなれしかったりする。 ・相手の意図がよめない。 ・複数との会話では、話の流れについていけなくなる。 ・口頭より文章による指示の方が理解しやすい。	・自分が何がわからないのかわからず、遠方に尋ねていった。しかし、それにも気づいていなかった。 ・報連相のタイミングがわからず、業務がなかなか行き詰まるまで抱え込んでいた。 ・その場の目的や雰囲気に合わない言動をしないように、気をつかって疲れた。	・業務の指示を受けた際には、業務指示書を作成して、締め切りや業務内容、方法などを上司に確認していった。 ・金曜の夕方に業務日報を作成して上司に提出し、月曜の午前中にレビューを受ける。 ・新しい業務マニュアルを作成する。
業務遂行	・スケジュール管理が苦手。 ・業務を完成するまでの段取りを組めない。 ・何から手をつけていいかわからないことがある。 ・初めての業務に慣れるのに時間がかかる。 ・企画業務より、ルーチンワークの方が得意。 ・決まった手順やフォーマットにそって、正確に作業できる。 ・集中力はあるが、休憩のタイミングがわからず疲れをためてしまう。	・業務管理ができず、混乱してしまった。 ・ひとつの作業にこだわって締め切りを守れず、仕事を抱え込んでしまった。 ・複数の業務を同時進行できず、自信を無くしてしまった。 ・相談すると相手に迷惑だと思い、相談できなかった。	・自分用の業務マニュアルを作成する。 ・疲労度を見ながら、必要に応じてひとりになって過ごす時間を設けた。 ・議事録用のフォーマットを作成し、毎回それを使って記録をとる。

第7章　事例

　筆者が支援した事例を通して，本書で紹介したリワークプログラムの進め方を見てみましょう。

　なお，事例は個人情報を保護して記述しています。

I　うつ病による休職者の事例

　Aさんは20代の女性です。大学を卒業して，現在の会社に入社しました。年の離れた「お局様」と言われる女性の先輩が数名いましたが，男性が多い職場でした。得意の英語を活かした海外事務所との交渉や，国内の製造ラインの管理などを担当しており，人間関係もそつなくこなして，仕事ぶりは高く評価されていました。

　しかし，徐々に眠れない日が続いて仕事に集中できず，職場の休憩室で涙があふれるなど，心身の不調が現れました。産業医に勧められてメンタルクリニックを受診したところ，うつ病と診断されました。

　業務制限を受けながら勤務を続けていましたが，「忙しい時期に自分だけ先に帰るなんて申し訳ない」と考えて気が休まらず，余計に不安や焦りが大きくなって，休職することになりました。

　半年ほどたって復職したいと申し出たところ，産業医から「休職原因を分析して，再発防止策を立てるため」にリワーク支援に参加するよう勧められました。Aさんは「体調がよくなったから必要ないのに」と思いましたが，とりあえず参加することにしました。

—77—

【現状把握】

　リワーク支援開始時の「復職準備チェックリスト」では，「ほとんどの項目は問題ない」とセルフチェックしました。しかし，筆者との面談では，

・「失敗すると自分が悪いと思う。完璧にできないといけないと考えている。頼まれると断れない」

・「私の長所は誰とでも仲良くできること。いつも笑顔でいれば仕事もうまくいくと思っていた」

・「しかし，みんなの悪口ばかり言う人や仕事のダメ出しばかりしてくる人がいて，私がいないところでは私も悪口を言われているのだろうと，怖くなった」

と，人間関係での苦労を語りました。

　休職前のAさんは「きちんとしなければいけない，頑張ればできる，自分が我慢すればうまくいく」と考えていい子を演じながらも，相手に合わせてばかりいることの負担感が大きくなり，「頭ではわかっているけど，気持ちがついてこない」状態になって，仕事が行き詰まってしまいました。

　そこで復職を目指すためには，

・仕事に必要な合理的・目的的なコミュニケーションの仕方を学ぶこと

・自分や相手の感情に振り回されずに能力を発揮できるようになること

が必要だと気づきました。

【取り組み課題の設定】

　Aさんはまず，マルチタスクプログラムに参加して自分の行動を分析しました。すると，「事実に基づく，目的に合った合理的なコミュニケーションができていない。計画的に行動することや並行作業も，自分で思っていたよりできていない」ことに気づきました。

第7章　事例

そして「復職準備チェックリスト」を見直して「復職計画表」を作成し，

・Bio「現状：生活リズム，集中力や持続力，服薬もできている。課題：翌日に疲れを残さないように睡眠を確保する。目標：規則正しい生活を送りたい。毎日ぐっすり眠りたい。達成時期：復職日まで(復職後も)」

・Psycho「現状：休職原因を明確に理解できていない。自分にとってのストレスとはなにかわからない。課題：休職原因に向き合い，はっきりさせる。目標：自分なりの傾向と対策をたて，今後同じようなこと（必要以上にストレスを感じる，体調を崩すなど）が起きないように，再発しないようにする。達成時期：4週目までに」

・Social「現状：周囲のサポートは全く問題ない。現実的な，状況・TPOに合ったコミュニケーションがとれていない。課題：事実を認識できるようになること。目標：相手から聞いた情報をもとに，事実をしっかり見極めて，状況判断できるようになりたい。相手の心情や表情も，ある程度くみとれるようになりたい。達成時期：8週目までに」

・Vocational「現状：事実と感情の区別ができない。先の見通し，広い視野，並行作業が苦手。課題：優先順位をつけ，事実と感情を分けて認識できるようになりたい。自分の仕事を淡々とこなせるようになりたい。部分でなく，全体を認識し視野を広くしたい。達成時期：8週目までに」

と，現状と課題，目標を記入しました（表7-1）。

【休職原因の分析】

　Aさんは，まず，ComPs-CBTシートの①「出来事」，②「これまでの認知行動パターン」を記入して，自動思考やスキーマを分析しました。ここから，

・「子どもの頃から続いている，相手の意見を優先するという認知行動特性から，職場でも自分の考えや目標があいまいなまま仕事をしていた」

—79—

表 7-1　Aさんの復職計画表

	チェックリストからの 現状と課題	今後の目標	いつまでに
<Bio> 体調・疾病管理 ストレス管理	<現状> 生活リズム、集中力、持続力。服薬はできている。 <課題> 翌日に疲れを残さない、生活リズムを維持する。睡眠時間を確保する。	・規則正しい生活を送りたい。 ・毎日ぐっすり眠りたい。	3週目までに 復職後も継続する
<Psycho> 認知行動パターン	<現状> 休職原因を明確に把握できていない。自分にとってのストレスは何かわからない。 <課題>休職原因に向き合い、はっきりさせる。	・自分なりの傾向と対策を立て、今後同じようなこと（必要以上にストレスを感じて体調を崩す）が起きないようにしたい。 ・再発しないようにしたい。	4週目までに
<Social> 対人関係 コミュニケーション	<現状> 周囲のサポートは全く問題ない。現実的な状況・TPOに合ったコミュニケーションがとれていない。 <課題>事実を確認できるようになること。	・相手から聞いた情報をもとに、事実をしっかり見極めて状況判断できるようになりたい。 ・相手の心情も表情も、ある程度くみ取れるようになりたい。	8週目までに
<Vocational> 業務遂行スキル 問題解決思考	<現状> 事実と感情の区別がつかない。先の見通し、広い視野、逆行作業が苦手。 <課題>優先順位をつけ、事実と感情を区別する。	・優先順位をつけ、事実と感情を分けて認識できるようになりたい。 ・自分の仕事を渋らせることなくこなせるようになりたい。 ・部分でなく全体を認識し、視野を広くしたい。	8週目までに

・「相手に嫌われたくないという感情が先行したため，具体的に仕事を
　進めるためのコミュニケーションがとれていなかった」
という対人関係やコミュニケーションのもち方が，休職に大きく影響し
ていることがわかりました。
　これをふまえてマルチタスクプログラムに参加したところ，
・「上長が私に何を期待しているのかが気になる」
・「私ならできると思って仕事を引き受ける」
・「できない人がいるとイライラする」
・「みんながうまくできなければいけないと思って，自分の仕事を後回
　しにして手伝う」
・「感情的に行動して，余計なことに気をつかって気疲れする」
という，対人関係やコミュニケーションでストレスをためる認知行動パ
ターンが再現され，これが休職原因だと実感しました。

【再発防止策の検討】
　休職原因の分析をもとに，Aさんは「自分のシステム図」（図7-1）を
作成しました。Aさんは「自分は "悲劇のヒロイン"，"あいつのせいだ"，
"自分はできる・できなくてはいけない" という自動思考がある。これ
をなくすのは難しいが，どういう状況で，なぜ失敗するのかがわかった
ので，自動思考やそれによる行動パターンを，状況に合わせてコントロー
ルできるようになりたい」と，復職後に目指すべき自分像を描くことが
できました。
　さらに，「相手との関係性や役割，役割に応じた対人関係を練習する」
ために，「対人関係図」を作成しました（図7-2）。
　休職前の対人関係図からは，
・「直接仕事で関わる人も，そうでない人も，みんな自分にとって大事
　な人ととらえている」

— 81 —

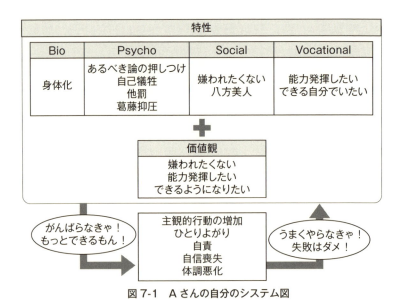

図 7-1　A さんの自分のシステム図

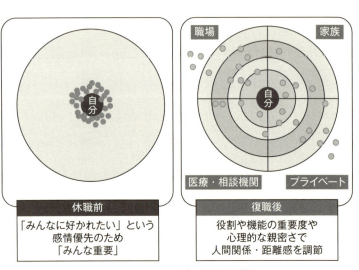

図 7-2　A さんの対人関係図

第7章 事例

・「自分は誰とでも仲良くできるという自信は，誰にも嫌われたくない
　ことの裏返し」
・「誰にでもいい子を演じることで，自分自身を追いつめてしまった」
ことに気づきました。そして，
・「目的に応じた対人関係やコミュニケーションのマネジメントをする」
・「仕事をするために必要なコミュニケーションとは何かを意識する」
・「職場では，日常的に報告・連絡・相談する上司や同僚を近くに配置
　する」
・「仕事には直接関係ないお局様は欄外の遠くでいい」
・「職場は違うが仲の良い同期の仲間は，仕事の愚痴や雑談などを話す
　友人として，近くに配置する」
などに注意することにしました。

【復職後の行動シミュレーション】
　Aさんは，ComPs-CBT の③「今後目指す認知行動パターン」に記入
する復職後の大目標を，「感情に流されず，対人関係図に従って，相手
や自分の役割に応じた関わりをする」として，これまでと同じような出
来事が起きたらどう対処するかをシミュレーションしました。
　そして，例えば，
・出来事：「会議で，苦手なおじさんが同じことを繰り返し話していて
　議論が進まないが，笑顔で受け答えし続けた。本当はイライラして，
　早く結論を出して会議を終わらせたかった」
・今後の中目標：「問題を解決するという目的を意識して，自分がこの
　場にふさわしいと思う自分の役割に専念する」
・今後の行動目標：「相手の話を傾聴したあとで，それを要約して，次
　に議論すべき要点を積極的に示す。自分が会議をリードしてもよい状
　況なら司会役に立候補する。会議という場にそぐわない無理な笑顔は

— 83 —

働くうえでの目標：人と協力しつつ、自分の考えをもって、仕事したい

	これまでの 認知・行動パターン		今後目指す認知・行動パターン 目標・目的に基づく行動計画		
出来事	その時の 感情 考え 行動	自動思考 スキーマ	出来事に対する 新たな対処行動の 目標・目的 （どうしたいか、どういう 結果を出したいか）	目標・目的を 達成するための 考え・行動計画	考え・行動 を実行する 優先順位
・職場で ・私が ・男性の先輩に ・依頼した仕事の進捗を確認した	・私が仕事を頼んだせいで、先輩に迷惑をかけている ・本当はできるもん ・本当は「こいつの仕事ができないやつだ」と思っているに違いない ・私を嫌いになるかもしれない ・ほかの同僚も、私が仕事ができないやつだと思っているに違いない。	・自信がない ・本当はできるもん ・嫌われたくない ・いい子でいたい ・みんなに好かれたい	<大目標> ・感情に振り回されず、やるべきことを淡々とこなしたい。 <中目標> ・仕事に必要なやり取りだけをして、スムーズに仕事を完了させたい。 ・自分に必要な情報を聞き出すためのコミュニケーションをとる。 （相手のご機嫌をうかがう必要なない！）	<考え方> ・仕事を進めることが大事 ・私をどう思うかは、相手の自由 <行動> ・6W2Hで質問をメモする ・メモに沿って質問する ・ハキハキ話す ・相手の顔色を窺って、おどおどしない ・協力にお礼を言う	 1 2 3 4

図 7-3　AさんのComPs-CBTシート

やめる」

といった，具体的な行動目標を立てました。

このシミュレーションをマルチタスクプログラムで実践したところ，Aさんは「これまで無駄に笑顔をつくることでどれだけ自分を疲れさせ，本来するべきことがおろそかになっていたかを実感できた。いい子を演じて気に入られるために会社に行くのではなく，自分の業務を完成させるという役割を果たすために会社に行き，そのためのコミュニケーションをとることが大事だ」と実感できました。

【復職面談の準備】

このような訓練を重ねて，復職後の働き方をイメージできるようになったAさんは，復職面談のために「リワーク報告書」を作成しました。

ここには，

・リワーク支援への出席状況

・休職に至った経緯と原因

・原因を取り除くためのリワーク支援での取り組み内容と成果

・成果を今後どのように活かそうと思っているのか，再発防止への見通しを，Bio-Psycho-Social-Vocational の項目で整理して記述しました。

さらに，「復職にあたって職場に協力をお願いしたいこと」という項目を加えて，「物事を6W2Hでとらえて確実に仕事を進められるように，復職当初は少ししつこいくらいに報告・連絡・相談したい」ことを伝えました。

この報告書をもとに面談を進めたことで，会社側は「休職原因や，それがどのように，どの程度改善されたのかが把握できた。また，復職後にAさんにどのような配慮をしたらいいかがわかったので，職場での受け入れ体制を整えておく」と，復職が決定しました。

— 85 —

【復職後】

　復職したＡさんは，

・「復職して１カ月ほどは体力的な疲れを感じることもあったが，周囲
　のサポートのおかげで，心理的には落ち着いて仕事に取り組めた」

・「自分の課題だった６Ｗ２Ｈによるコミュニケーションを意識するこ
　とで，感情的に流されて非合理的な行動をしてしまうことも減り，落
　ち着いて仕事をこなせるようになってきた」

・「それによって，自分で仕事をコントロールできているという実感が
　もてるようになり，仕事をする自分に自信がついてきた」

と，報告してくれました。

　Ａさんのように，仕事にも人間関係にも真面目に取り組んでいるうち
に，体調を崩してしまうことがあります。仕事への意欲や能力もあるの
に，相手の感情や自分への評価を気にして人間関係に気を遣いすぎたり，
自分の考えをしっかり表現できずにコミュニケーションがうまく取れな
くなり，頑張りたいのに頑張れないという悪循環に陥ってしまうのです。

　Ａさんはこのような自分の特性を理解したうえで，職場は仕事をする
場所であるという目的意識を明確にして，仕事を進めるために必要なコ
ミュニケーションスキルを学習しました。これを職場でも実行すること
がＡさんにとっての再発防止策となり，順調に勤務を続けています。

Ⅱ　パーソナリティ障害が疑われた適応障害による休職者の事例

　Ｂさんは20代女性です。ファッションモデルのような華やかな印象
で，リワーク支援の初日には「リワークがどんなところかわからず心配
だ」という彼氏と一緒にやってきました。

「この会社に入ったら親が喜ぶ」という理由から，現在の会社に入社しました。「職場ではみんなと仲良くしなくてはいけない。上司や同僚が困っていたら，自分を犠牲にしても助けなければいけない」と考えて，仕事中も休憩時間も「みんなの顔色をうかがって，いつも気を抜けない」状態でした。そのうち，「人間関係のトラブルに巻き込まれた」ことから「パニック発作が頻発」して受診を開始しましたが，「職場で仲間外れにされるのが怖いので」出勤を続けました。

体調が回復しないため３カ所のドクターショッピングをした後，パニック障害と診断されて６カ月間休職しました。しかし，「早く戻らないと居場所がなくなる」と焦って，体調がよくならないまま復職し，遅刻や欠勤を繰り返していました。Ｂさんは「主治医と相性がよくないから治らないのだ」と考えて現在の主治医のもとに転院し，適応障害と診断されて再び休職することになりました。

半年ほど経ったころ，「もうこれ以上，職場に迷惑をかけられない」と考えて自主的に図書館に通って自習したり，通勤訓練を行ったりして，体調や生活リズムの管理を徹底して行いました。その様子から主治医は復職可能と判断し，Ｂさんは会社に復職願を提出しました。

しかし，会社側は復職面談などの手続きを行わないまま復職を認めず，自然退職となる期限まで残り６カ月となりました。そこでＢさんは「体調回復を事業主に証明して復職を認めてもらうために」，自らリワーク支援に参加しました。

【会社と主治医の見解】

リワーク参加にあたって会社の見解を人事担当者に確認したところ，

・「Ｂさんは自己中心的で職場を混乱させる」

・「精神科医である産業医は，Ｂさんは境界性パーソナリティ障害（以下 BPD）だと考えている」

・「主治医からは復職可能の診断書が出ている。しかし，何を根拠に復職可能としているのか説明はなく，Ｂさんに有利な情報だけを書いているように思えるため，主治医と産業医の意見は対立している」
・「経営状態が厳しいので，会社全体でリストラをしている。休職をくり返しているＢさんには人材紹介業者を紹介して，転職するように斡旋している」
・「もしＢさんが職場に適応して周囲に迷惑をかけずに働けるなら，復職を認める」
とのことでした。しかし，「人に迷惑をかけずに働く」とはどういうことか，具体的な説明はありませんでした。

　一方，主治医は，
・「Ｂさんは物事を自己中心的に解釈するなど，社会人としての常識に欠けており，職場不適応をおこして休職に至った」
・「BPD の傾向がある」
・「現在は通勤訓練などもできており，復職できると考えている」
・「しかし，会社が適切な対応をせず，会社の都合で復職を延期されている」
との見解でした。

　会社と主治医のコミュニケーションがうまく取れておらず，Ｂさんが働ける状態であるかどうかを議論する余地がないほど，Ｂさんの復職をめぐる状況は困難になっていました。

【Ｂさんの特徴とリワークでの課題】
　Ｂさんは，「主治医も復職可能と言っているのでリワークは１カ月で終了したい」，「私がもう元気になったから大丈夫だということを，会社に証明してほしい」など，復職するという自分の希望をかなえるために筆者を動かそうとしました。

第7章　事例

　Bさんが考える休職原因は「人間関係」でした。
・「子どものころから相手が何を考えているかがわからず，場にそぐわ
　ない行動をしてしまう」
・「親や先生，友達にも，怒られたり嫌われたりしないように気をつかっ
　て，相手の感情に共感しすぎて巻き込まれ，混乱してしまう」
・「休職中には，うつ病の本をたくさん読んで勉強した」
・「会社で上手く働けなかったのは，自分の考え方や人間関係が偏って
　いたからだとわかった」
・「これからは誰にでもいい顔をせず，自分を大事にしてくれる人だけ
　を大事にすればいいと思ったら，楽になった」
と，適切な対人関係をもつことが大事だということに気づいていました。
　また，Bさんは自分が関心をもっていることへのこだわりが強く，集
中してのめりこむ傾向があることもわかりました。
　困難があっても他者と関わることを厭わないことは，Bさんの長所で
す。しかし，他者の意見を参考にせず，感情に流されて主観的に物事を
進めようとすることは，人間関係をこじらせ，本来の目的や意図とは違
う結果を招いてしまいます。
　ここから，筆者は，Bさんの課題は，
・自分の考えや感情，相手との関係性を客観的にとらえること
・事実や目的に応じたコミュニケーションをとれるようになること
だと考えると，Bさんにフィードバックしました。
　するとBさんは，
・「子どもの頃からみんなの期待に応えようと，相手の気持ちを先読み
　していい子を演じてきたので，自分は何がしたいのか自分の考えがも
　てない」
・「しかし，空気を読めなくて間違ったことをしてしまうらしく，怒ら
　れたり嫌われたりする。これでは，せっかく頑張っても疲れてしまう」

— 89 —

・「人間関係の苦労を自分で作り出すというパターンを変えて，自分の
　やりたいことをできるようになりたい」
・「これができれば落ち着いて働けるようになって，復職を認めてもら
　えるだろう」
との見通しをもちました。

【自己分析】
　Bさんはまず，中学時代にいじめられた体験やこれまでの家族関係，
リワークでの自分の言動を振り返り，自己分析しました。そして，
・「みんなが仲良くするための調整役をやって，相手に合わせていい人
　を演じることで，本当の自分の気持ちや意思がわからなくなった」
・「相手に認めてもらうために，生真面目にがむしゃらに頑張る一方，
　褒めてもらえないと，自分はダメなんだと思って自信をなくす」
・「相手に合わせて気を遣って疲れ，評価が得られずに落ち込んで疲れ
　る」
という悪循環を繰り返してきたことに，改めて気づきました。
　ここからBさんは，
・「他者が満足するために自己犠牲するという過剰な責任感」
・「苦手なことでも頑張れば何でもできる，苦手な人とでも仲良くなれ
　ると自分を過大評価する」
・「他者に評価されないと自分の価値を感じられない（他者からの評価
　に依存する傾向）」
という特徴が，「感情的になってしまい，現実的で合理的な行動ができ
なくなる原因だ」と考えました。
　そしてBさんは認知行動療法で一般的に用いられる7コラム法を使っ
て「繰り返し思い出す出来事」を書き出し，自動思考を検討しました。
すると，

第7章　事例

・「全か無か」
・「すべき思考」
・「融通が利かない」
・「過大評価と過小評価」
・「自己関連付け」
・「承認依存や愛情依存」
・「自分は頑張れば何でもできるとか，自分は人の役に立てるのだという自己愛」

があることがわかりました。

　さらに，「この自動思考のために同じ行動をして失敗を繰り返し，人間関係の問題を起こしてきた。こういうパターンを繰り返すこと自体が本当のストレスだ」と自己分析できました。

　そして，「今の自分をダメだと思わずに，今の自分を基盤に成長していけるように，将来自分がどんな人間になりたいか目標を決める」ことにしました。

【Bさんの状態像】

　自己分析からわかった主体性の希薄さや人間関係の不安定さは，BPDの特徴とも考えられます。しかし，
・「自分がどうしたらいいか合理的に考えられない」という社会的スキルの未熟さと，高い言語能力のギャップ
・「思い込んだらがむしゃらに突っ走る」というこだわり
・状況を判断しながら柔軟に対応することが苦手なこと
・「だれとでも仲良くできるはずだ」という他者への素朴な信頼感
は，自閉症スペクトラム障害のうち，アスペルガー障害に該当する特徴と考えられます。

　産業医や主治医がBさんの状態像を適切に把握できずに，誤解に基づ

く対応がされてしまい，休職が長期化したのはBさんには気の毒なことでした。

【会社との中間報告面談】
　Bさんは産業医との定期面談のために「リワーク中間報告書」を作成し，復職への課題とその改善の見通しを説明することにしました。

　面談で人事担当者はBさんの努力を評価して「早期復職を期待している」と言いましたが，産業医は「報告書も面談も不要だ」と取り合わず，会社側はBさんを混乱させるような態度をとり続け，復職を拒否し続けました。

　また，主治医にも自分の特性やリワークでの取り組みを伝えましたが，主治医は，「Bさんの特性は変わらない。とにかくリワークに毎日通うように」と指示しただけで，今後の取り組みや会社とのコミュニケーションに関するアドバイスはもらえませんでした。

　Bさんはがっかりして体調を崩してしまいましたが，「自分の伝えたいことをうまく伝えられるように努力する」として，引き続き課題に取り組みました。

【ComPs-CBT の取り組み】
　Bさんは7コラム法を続けていましたが，
・「これまでと違う考え方や行動の仕方を検討しても，世間一般に受け入れられるのはこういう考え方だろうという，他者の気持ちや評価を意識した模範解答を書いてしまう」
・「模範解答は自分の本当の気持ちにしっくりこないので，行動に移せない」
・「自分の意見はあるが，どうしてもみんなに好かれるいい子を演じてしまい，本当の自分をうまく表現できない」

第7章　事例

と，行き詰まってしまいました。

　そこで，筆者が思考記録表をアレンジして作成したComPs-CBTシートを使って，あらためて自己分析と今後の問題解決の方法を検討しました。

　ComPs-CBTシートの①「出来事」には，Bさんが苦手だった，いつ・どこで・誰が・何を・どうしたかといった6W2Hで示される事実だけを記入するよう，丁寧に練習しました。これは主観や感情によらず，物事をとらえるために大切なことです。

　②「これまでの認知行動パターン」には，出来事への行動から理解される自動思考に加え，Bさんの個性を形成するスキーマを分析しました。Bさんは，「みんなと仲良くしたい，みんなにほめてもらいたい」という特徴を「かまってちゃん」，「どんなことでも努力すればうまくいく，努力することはすばらしい」という特徴を「やればできる・自己満足」などと独自に命名しました。こうすることで，Bさんは「このような特徴に邪魔されて，自分が意図しない結果になってしまうのはもったいない」とあらためて気づきました。そして，自動思考やスキーマをなくすべき悪いものではなく，それを自分の個性として受け止めることができました。

　ComPs-CBTの③A「出来事に対する新たな対処行動の目標・目的」には，「自分の特徴をふまえて，本当はどうしたいのか，どんな結果を出したいのか」という，問題解決の大まかな方向性や大目標を記入しました。これを具現化するための具体的な考え方や行動を，できるだけたくさん③B「目標・目的を達成するための考え・行動」に記入しました。

　この考え方や行動をどういう順番で行うのが有効かを検討して，③C「考え・行動を実行する優先順位」で順番をつけ，ひとつ目の行動が失敗してもすぐに次の行動に取りかかれるようにしました（図7-5）。

①出来事	②これまでの認知・行動パターン		③今後目指す認知・行動パターン 目標・目的に基づく行動計画		
	A. その時の感情・考え・行動	B. 自動思考スキーマ	A. 出来事に対する新たな対処行動の目標・目的（どうしたいか、どういう結果を出したいか）	B. 目標・目的を達成するための考え・行動計画	C. 考え・行動を実行する優先順位
会社面談で、人事担当者が「本当に働けるかをどうやって証明するのか」と想定外の質問をしてきた。それに上手く答えられなかった。	・人事担当者は何を求めているんだろう ・なんて答えたら答えられるだろう ・びっくりした ・答えがすぐに出てこなくて困った ・それに笑顔で平気なふりをした ・口から出まかせを言った	・想定外があると慌てる ・取り繕うとする ・相手に合わせて巻き込まれる ・嫌われると思う ・がんばればわかってくれる ・失敗ばかりしてはいけない ・かまってちゃん ・やればできる	<大目標> ・事実に基づいて説明する ・相手により回されない <中目標> ・働けることを事実に基づいて説明したい ・思いつきでしゃべらない	・職場での自分の役割、業務内容を説明する ・それをどう行うつもりか説明する ・さらに質問されたら、質問の意図を確認する ・わからない事はもち帰ってカウンセラーに相談する	1 2 3 4

図7-5　BさんのComPs-CBTシート

Bさんは ComPs-CBT を記入しながら自己理解を深め，自分の特性を
ふまえた問題解決を PDCA に基づいて粘り強く実行するためのシミュ
レーションをしました。

　この頃，プライベートや会社とのやりとりで「相手の感情に巻き込
まれそうになる」出来事が連続して発生しましたが，Bさんは「ComPs-
CBT シートで自分なりの対処法をシミュレーションしておいたので，
落ち着いて対処できた。自分が今，何に，どうして困っているかを明確
に理解して，今後どうなりたいかを自分で決断して問題解決できるよう
になったので，自分という存在に自信と責任をもてるようになった」こ
とを実感できました。

【リワーク修了プレゼン】

　Bさんはパワーポイントで資料を作り，30名ほどのリワーク参加者
を前に，「自分の足で立つことを恐れない」と題したリワーク修了プレ
ゼンを行い，

・「自己分析から自分自身の認知の歪みと，そこから発生する人間関係
　のパターンが休職原因だとわかった」

・「以前は他者と関わることに底知れぬ不安があったが，自分の特徴が
　わかれば，それを活かしてセルフマネジメントできることがわかった」

・「これからは，自分の意思を大事にして生きていきたい」

と，復職後の働き方や生き方の展望を語りました。

【復職面談】

　リワークプログラムの修了を受けて主治医があらためて復職可能と診
断したところ，会社はBさんとの復職面談を行うこととし，筆者にも同
席を求めました。

　Bさんはプレゼン資料を持参して再発防止策を説明しましたが，産業

医は「リワークでうまくできても，BPD が完治しなければ会社で問題を起こす可能性がある。BPD は治らないから試し出勤も復職も認めない」と，その場で言い渡しました。

　Bさんは動揺しましたが，感情的にならずに，当初人事担当者が示した復職要件を充たしているかどうか，産業医や人事担当者が何を懸念しているのか，BPD の完治とはどういう状態なのかを質問しました。しかし，会社側から明確な回答はありませんでした。

　その後Bさんを退出させて，産業医と人事担当者，筆者で話し合いをしました。

　筆者から「会社側の対応はBさんのストレス耐性を確認する目的だとしても妥当とは言えず，今回の面談も，Bさんに退職を決意させるための圧迫とも受け取れる。産業医が推定した診断名に固執せず，復職要件と照らして，Bさんの現在の状態を合理的に判断してほしい」と要請しました。しかし，会社側は「BさんはBPD だから復職は認めない」との見解でした。

【総合労働相談の利用】

　Bさんは，「働けるかどうかを議論せずに復職不可を決定する会社の対応に疑問を感じる」と，厚生労働省都道府県労働局が実施する総合労働相談を利用することにしました。これは労働者と事業主の雇用に関する紛争の解決を目指して，都道府県労働局長が事業主に助言や指導をする，また，労働問題の専門家からなる紛争調整委員会が，労働者と事業主が労働問題の解決を目指した協議を進めるために，両者の仲介（あっせん）をする公的制度です。

　Bさんがこの相談窓口にこれまでの経緯を説明したところ，精神疾患による休職者への転職斡旋や復職判断の方法などから，「会社の対応は違法の可能性が高く，個別労働紛争案件としてあっせんによる解決が妥

当である。会社に対応を改めさせるための公的な指導・介入ができる」
と判断されました。

　これをうけてBさんは，「今後どうするか自分で考えたい」とComPs-
CBTシートを使って対応を検討しました。そして，「会社が不当な対応
をするのは残念だが，あっせんや裁判に時間をかけるよりも，今後の人
生を自分のために生きるという目標を実現したい」と，自己都合退職を
選択し，「本当にやりたかった仕事」に転職することができました。

　Bさんは，「休職は想定外だったが，リワーク支援を通していろいろ
なことを学び，人のためでなく，自分が納得できる，自分らしい生き方
をしたいという本当の気持ちに気づくことができた。それを実現する方
法を学んで実行し，新しい人生に踏み出せたことがうれしい」と，新し
い仕事で活躍しています。

　この事例では，もとの会社に復帰するという復職支援の目標は達成で
きませんでした。その背景には，全社的にリストラを進めているという
状況があり，労働紛争の相談窓口でも指摘されたように，会社の対応は
不当な部分があったと考えられます。

　復職を目指す過程では，会社という大きな組織とひとりの休職者とい
う構図に含まれる不平等が明確になったり，産業医や主治医の見解と休
職者の実態像が一致せずに混乱が生じることがあります。このような休
職者を取り巻く環境や専門家である支援者側の問題が原因となって，休
職を長期化したり繰り返したりする困難事例を生むことも少なくありま
せん。

　産業医面談や受診という短時間で，休職者の特性や状態像を適切に把
握することは難しいことかもしれません。しかし，復職を目指すために
は，休職者を自らの特徴や能力をつかって働き生きる人間として，その
全体像をとらえる視点が必要です。

—97—

Bさんは復職が阻まれたことをきっかけに，自分にとっての幸せとは何かを本格的に検討する機会を得ました。元の職場に復帰することはできませんでしたが，Bさんは「本当は他にやりたいことがある」という自分の気持ちを尊重して，よりよく，より幸せだと感じながら働き生きるための一歩を踏み出すことができました。

　休職という出来事を人生の転換点として積極的にとらえて，リワークプログラムに取り組むことで，休職者が自分らしい働き方や生き方を実現することが可能になるのです。

Ⅲ　発達障害の傾向がある 身体表現性障害による休職者の事例

　Cさんは20代後半の男性で，IT技術者です。就職して2年目に仕事で失敗してから頭痛やめまい，肩こりや腰痛などが発生して身体表現性障害と診断され，1年半ほど休職しました。休職期限が迫ったため復職しましたが，2カ月後に再休職しました。

　さらに1年半ほど経って復職を申し出たところ，会社がリワークへの参加を復職条件としたため，リワークに参加しました。

　会社はCさんについて，「入社後すぐに休み始めたので，仕事らしい仕事はできていない。業務スキル以前の問題として，働く意味を考えてほしい」，「真っ直ぐで真面目だが，自己中心的で頑固なところもある」との見解でした。

【Cさんの特徴】

　Cさんは職場やそれまでの自分について，

・「仕事では失敗してはいけない。もっと頑張らなければいけない，もっとできるはずだと思って頑張った」

・「問題が発生した時には，何がわからないのか，わからない。いつ，誰に，何を相談したらいいのかもわからない」

・「自分で何とかしなければいけないと思っていたので，一人でがんばったし，みんなもそうしていると思っていた」

・「小学校から高校までは，好きなことには時間を忘れて没頭する」

・「成績もよく，得意なことは全国で一位になるほどできるので，自分も周りもできて当たり前と思っていた」

・「苦手なことはどうしても苦手。得意と不得意の差が大きいことに，自分でもなぜだろうと思っていた」

・「学生時代は部活やサークルではリーダーとして，自分の好きなようにできたので，人間関係で問題を感じたことはなかった」

・「今思えば，みんなが自分に合わせてくれていただけで，本当は空気が読めていなかったと思う」

と，ふり返りました。

このような，

・得意なことを基準に自分の能力をとらえ，苦手なことをする場合にも高い目標を掲げていた

・全体の見通しをもって計画的に行動することが苦手

・作業を順序立てて，ひとつひとつ積み重ねることが苦手

・因果関係にもとづいて推論することが苦手

・物事を具体的・合理的に客観視することが苦手

というCさんの特徴から，仕事がうまく進められずに注意を受けたり，「自分はだめだ」と考えることが多かったことがわかりました。

　しかし，このような理由で仕事がうまくできなかったことや，それが心理的なストレスなっていること，心理的なストレスが原因で体調不良を起こしていること（これが身体表現性障害ということです）に気づいていませんでした。

—99—

さらに，Ｃさんは入社してすぐに休職を繰り返したため，社会人としての自分のあり方やどのように働きたいか，「働くとはどういうことか」といった働くための価値観や，職業人としての自分像（職業的アイデンティティ）を形成できていませんでした。

【リワーク支援の目標と支援方針】
　これらをふまえて，リワーク支援の目標を，
① Bio：Ｃさんが心理的ストレスと身体症状の関係性を理解して体調管理ができること
② Psycho：Ｃさんが自分の認知行動特性を理解すること
③ Social, Vocational：社会人としてのマナーを含む業務遂行能力の獲得と向上，それによって職業人としてのあり方を検討すること
としました。
　これに対してＣさんは，
・「仕事の仕方を練習して，社会人として一人前になる」
・「休職経緯を振り返って出来事と自分の考え方，感じ方の関係を分析する」
という行動方針を立てました。

【目標① Bio（心身相関の理解とセルフマネジメント）への取り組み】
　Ｃさんはまず，身体表現性障害をもつ他のリワーク参加者とのディスカッションを行いました。そこでは，病気でいることでメリットを得る（熱があれば学校を休めるなど）という「疾病利得」の概念を学びました。
　Ｃさんは，
・「高い理想を設定するくせに，結果が出せなくなると，具合が悪くなって逃げるという行動パターン」
・「リワークに来て，だるさやめまいが出るようになった。自分につい

― 100 ―

て考えることを拒否しているのかもしれない」

・「心理的なストレスをコントロールすることで体調を安定できるはず
　だ」

と，心理的ストレスが発生するメカニズムを理解しました。

　これをもとにCさんは，生活の中でどのような出来事がストレスにな
るのか，それによってどのような心理的身体的な変化があるのかをセル
フモニタリングしました。すると体調の変化を早期に発見できるように
なり，体調や気分のセルフマネジメントができるようになりました。

【目標② Psycho（自己理解）への取り組み】

　Cさんは，子どもの頃からもっている，「人に褒められることや評価
されることが大事だ」という自動思考について検討しました。すると，

・「尊敬する父親に褒められたいと思っている」

・「しかし，会社に入ってできない自分が露呈することで，父親のよう
　に立派になれないかもしれない，自分はダメなんだと考えるように
　なった」

・「そんな気持ちをもつこと自体が自分の弱さと考えて，見て見ぬふり
　をした」

・「できないことを認めずにより高い理想を追い求めて，できる自分を
　演じてきた」

・「他者に低く評価されて傷つくのが恐ろしいため，できないことから
　逃げていた」

・「できることを増やす努力をやめ，体の具合が悪いから仕方がないと
　自分防衛した」

・「逃げたり，ごまかしたりすることで，自分の実力がますますわから
　なくなった」

・「人との関わりを避け，現実の自分から逃げることで，仕事の仕方や

知識を身につける機会を失ってしまった」
ことに気づきました。

　Cさんは，「そんなふうに現実から目をそらして逃げ回るのは恥ずかしいことだ。現実に則して自分の特徴を把握して，職業人としてのスキルを身につける必要がある」と考えるようになりました。

【目標③ Social, Vocational（業務遂行スキルや社会人としてのあり方）への取り組み】

　Cさんは改めて「合理的で客観的なものの見方やコミュニケーションができるようになりたい」と，具体的な目標をもちました。

　このため，まず，職場でもよく使われる実践的な問題解決技法であるPDCAを学習しました。これによって「問題発見，課題設定，実行計画の策定，実行，結果の検証，課題達成のための軌道修正」を繰り返して，ねばり強く問題解決することを目指しました。

　また，物事の因果関係や時系列に着目して思考を組み立てるためのロジックツリーやフローチャートによる論理的思考法，スケジュール管理や計画的に行動するためのスモールステップによる目標設定や To Do リストの作成，交渉や調整の方法なども学習しました。そして，物事の全体とそれを構成する要素の関係性を視覚的に把握できるように，ロジックツリーや手帳も活用しました。

　さらに，他の参加者8名とチームを組み，1週間かけて，協力しながら複数のタスクを完成するマルチタスクプログラムに参加して，これらの学習を実践的に訓練しました。Cさんは，「今後目指す働き方は，与えられた業務を正確に，効率的にこなすことだ」と考え，作業スケジュールの立案や進捗管理を自分で行って，上長や他メンバーへの報告・連絡・相談を適宜行いながら，タスクを完遂しました。

第7章　事例

【自分のシステム図・リワーク活動報告書の作成】

　これらの活動からＣさんは，「問題が発生した時に，自分のどこにシステム不良があるかを早期に発見して軌道修正することが，問題の拡大や再発を防止する」と考えました。そして，「仕事で作っていたシステム不良の再発防止策と同様に」，フローチャート形式で「自分のシステム不良の仕組み（自分のシステム図）」をまとめました。

　さらにビジネス文書の書き方を勉強して，産業医面談に提出する「リワーク活動報告書」も作成しました。

　これをもとにリワーク修了プレゼンを行ったＣさんは，「自分の感情を素直に受け止め，状況判断し，自分の責任で行動できるという自信をもてるようになった」と振り返り，「復職後には，状況や自分の目的に応じて，自分らしい働き方や生き方，自分らしさとは何かを臨機応変に考えていきたい」と語りました。

　復職したＣさんは，目的に応じたコミュニケーションや問題解決を実践して重要な業務も任されるようになり，仕事を続けています。

　Ｃさんには，コミュニケーションや筋道立てて物事を考えることが苦手という傾向があり，「父親に評価されたい。父親と同じようにできなければいけない」という，青年としての心理的な葛藤がありました。そして，これらの課題に向き合うことを回避して身体表現性障害を発症し，休職を繰り返していました。

　Ｃさんは自分の状態を「自分のシステム図」として理解することで，「システム不良を再発しないように」セルフマネジメントできるようになりました。同時に，マルチタスクプログラムをとおして組織で働くことを実践的に訓練して，復職後の自分がどのような働き方をしたらよいかを具体的にイメージできるようになりました。

　Ｃさんのように，本来もっている知識や能力を発揮できないためにス

トレスを抱えたり，社会人としての学習をする前に不適応をおこして長期休職したり，繰り返し休職したりする若者は珍しくありません。

　このような場合，社会人に求められる知識を実践的に学習する必要があります。それによって社会人としての成長発達が促され，Ｃさんのように，「リワークでは働くことだけでなく自分の生き方を見つめることができた。自分が求める生き方に合わせて，今後起きうる人生の困難も楽しみながら乗り越えたい」と考えられるようになるのです。

参考文献

〈復職支援の背景〉

厚生労働省（2004/2012）心の健康問題により休業した労働者の職場復帰支援
　の手引き．厚生労働省．

中村美奈子（2013）復職支援（リワーク）利用者アンケート調査結果からみ
　た復職支援に求められるプログラムに関する考察．産業精神保健，21（増
　刊号）；81.

中村美奈子（2014）復職支援における企業の合理的配慮―復職判断基準明示
　の重要性．産業精神保健，22（増刊号）；90.

中村美奈子（2015）復職支援における診断名と見立て―主体的業務遂行能力
　の向上による復職を目指すために．産業精神保健，23（増刊号）；128.

島悟（2004）うつ病を中心としたこころの健康障害をもつ労働者の職場復帰
　および職場適応支援方策に関する研究．厚生労働省科学研究費助成事業（労
　働安全衛生総合研究事業）平成14年〜16年度総合研究報告書．

うつ病リワーク研究会　http://www.utsu-rework.org

〈働くことと生きること〉

Arendt,H.（1958）The Human Condition. University of Chicago Press. （志
　水速雄訳（2014））人間の条件．筑摩書房．

早坂泰次郎（1990）生きがいの人間関係学―信頼で結ばれる人間関係．同文
　書院．

Engel,G.L.（1973）The need for a new medical model. A Challenge for
　Biomedicine Science, 196；129-136.

Erikson,E.H.（1959）Identity and the Life Cycle. W W Norton. （西平直・
　中島由恵訳（2011））アイデンティティとライフサイクル．誠信書房．

堀薫夫（1991）アメリカにおけるアンドラゴジー（成人教育学）論．（社会教
　育基礎理論研究会編著）叢書生涯学習Ⅷ 学習・教育の認識論．雄松堂出版．

金井壽宏・楠見孝編（2012）実践知 エキスパートの知性．有斐閣．

Maslow,A.H.（1968）Toward a Psychology of Being. Wiley. （上田吉一訳
　（1998））完全なる人間　魂のめざすもの．誠信書房．

神谷美恵子（2004）生きがいについて．みすず書房．

経済産業省（2006）社会人基礎力に関する研究会―「中間取りまとめ」．経済産業省．

経済産業省（2007）「社会人基礎力」育成のススメ―社会人基礎力育成プログラムの普及を目指して．経済産業省．

経済産業省（2010）社会人基礎力育成の手引き．経済産業省．

McGregor, M.（1960）The Human Side of Enterprise．McGrew-Hill Inc.（高橋達男訳（1970/2008））企業の人間的側面．産能大学出版部．

三輪建二（2011）おとなの学びを育む―生涯学習と学びあうコミュニティの創造．鳳書房．

尾崎新（1997）対人援助の技法「曖昧さ」から「柔軟さ・自在さ」へ．誠信書房．

Rogers C.R.（1957）The necessary and sufficient conditions of therapeutic personality change．Journal of Counseling Psychology, 22（2）; 95-103.（伊藤博・村山正治監訳（2011））セラピーによるパーソナリティの必要にして十分な条件．ロジャーズ選集（上）．pp.265-285．誠信書房．

Rowan,T., O'Hanlon,B.（2003）Solution-Oriented Therapy for Chronic and Severe Mental Illness．Wiley．（丸山晋監訳（2005））精神障害への解決志向アプローチ―ストレングスを引きだすリハビリテーションメソッド．金剛出版．

Sen,A.（1999）Development as Freedom．Anchor．（石塚雅彦訳（2000））自由と経済開発．日本経済新聞社．

Savickas,M.L.（2011）Career Counseling．American Psychological Association．日本キャリア開発研究センター監訳・乙須敏紀訳（2015））キャリア・カウンセリング理論〈自己構成〉によるライフデザインアプローチ．福村出版．

職業能力開発総合大学校基盤整備センター（2016）企業の求める職業能力・人材に関するニーズ調査結果について．

鷲田清一（2015）だれのための仕事―労働 vs 余暇を超えて．講談社．

〈ComPs-CBT〉

東斉彰編（2012）統合的方法としての認知療法―実践と研究の展望．岩崎学術出版社．

中村美奈子（2015）CBT を応用した復職支援プログラム「ComPS-CBT」による業務遂行能力向上支援の試み．第 12 回日本うつ病学会総会・第 15 回日本認知療法学会総会抄録集；282.

中村美奈子（2015）復職支援における CBT を応用した主体的業務遂行能力向上プログラム―Communication and Problem-Solving based CBT（ComPs-

CBT）の試み．日本心理臨床学会第 34 回秋大会論文集；32.

Padesky,C.A., Greenberger,D.（1995）Clinician's Guide to Mind Over Mood. Guilford Press.（大野裕監訳（2002））うつと不安の認知療法練習帳ガイドブック．創元社.

Young,J.E., Klosko,J.S., Weishaar,M.E.（2003）Schema Therapy：A Practitioner's Guide. Guilford Press.（伊藤絵美訳（2008））スキーマ療法：パーソナリティの問題に対する統合的認知行動療法アプローチ．金剛出版.

〈マルチタスクプログラム〉

中村美奈子（2013）MWS を活用した「マルチタスクプログラム」による復職支援．第 21 回職業リハビリテーション研究発表会論文集；295-297.

中村美奈子（2014）復職支援におけるマルチタスクプログラムの意義―一般就労への復帰を目指すということ．第 22 回職業リハビリテーション研究・実践発表会論文集；120-123.

中村美奈子（2014）復職支援における業務遂行能力回復支援―「マルチタスクプログラム」の提案．産業ストレス研究，22(1)；68.

〈事例〉

中村美奈子（2012）うつ病と診断された長期休職者に対する復職支援―クライエントの個別性に注目した関わりについて．心理臨床学研究，30(2)；183-193.

中村美奈子（2013）職業的アイデンティティ再構築を支援目標とした復職支援．心理臨床学研究，31(5)；821-832.

中村美奈子（2015）就労能力向上を目指す若年長期休職者への復職支援―マルチタスクプログラムの提案．心理臨床学研究，32(6)；694-704.

中村美奈子（2016）働くことをとおした自己実現を目指す復職支援．淑徳心理臨床研究，13；1-10.

さいごに

　筆者が関わった休職事例には，うつ病や適応障害だけでなく，発達障害やパーソナリティ障害，双極性障害や統合失調症が疑われるケースが多く含まれています。これらの休職者は一般的なリワーク支援の対象外とされ，必要な支援が受けられないことがあります。また，本人や主治医が「体調が回復したから，すぐに働ける」と誤解して，再発防止策を十分に検討しないまま復職したり，経済的な理由や休職期限が迫ったために焦って復職して，再発する人もいます。休職したことを受け入れられずに葛藤を抱えたまま働く気力を失い，休職を繰り返している人もいます。

　筆者は，このような人たちを含め，復職を目指すすべての人に，自分の特性を理解して休職原因を分析し，休職原因を解決するための再発防止策を検討して，自分らしい働き方や生き方を実現してほしいと考えています。本書では，休職者が自分で復職を目指すため，また，専門家がそれを支援するための，基本的なリワークプログラムを紹介しました。

　復職準備チェックリストや復職計画表，ComPs-CBT，マルチタスクプログラムは，自分の特徴をふまえて働くためのスキルを，具体的に訓練するために有効です。そしてこれらは，単に復職を目指すためのテクニックであるだけでなく，「自分にとって働くと何か」，「どんな働き方をすることが自分にとって幸せなのか」，「働くことをとおして実現したいこと，大切にしたいことは何か」といった，ひとりの人間としての価値観や生き方を自らに問うものでもあります。

　成人にとって働くことは生活の大部分を占める活動であり，そこには自分の能力や価値観が反映されます。そして，働くことをとおしてさら

なる能力や価値観，自分らしさが構築されます。そう考えると，休職とは，「働くことで自己を成長させていく」という循環が停滞する危機といえます。しかし，危機だからこそ，自分が働くことの意味を振り返って，職業人として再出発するための機会として，重要な意味をもつのです。

　本書で紹介した事例からもわかるように，リワークプログラムをとおして自己理解を深めて，自分の能力や実現したい価値観を自覚することで，それらを主体的に活用できるようになります。自分の能力を活かして自分らしく働くことは意欲や自信を醸成し，職業人として，またひとりの人間としての成長を促す原動力となります。

　多くの方がこのリワークプログラムをとおして自分と向き合い，自分らしい働き方や生き方を見出して，職業人としての新しい門出を迎えられることを願っています。そして，働くことで幸せに生きられることを目指す全人的復職支援が，広く実施されることを期待しています。

　筆者は，一般企業での就労経験から着想した働くための能力を回復・向上することの重要性と，人がよりよく生きることを目指す臨床心理学的視点を融合しながら，休職者の職業人としての側面に焦点をあてた復職支援を実践してきました。本書は，その活動をもとに執筆した博士学位論文の一部を紹介したものです。

　業務と研究の両立を励まし勧めてくださった独立行政法人高齢・障害・求職者雇用支援機構　千葉障害者職業センターの職員の皆さまに感謝申し上げます。また，学位論文を指導してくださった淑徳大学の川瀬良美教授，田中一彦教授，佐藤俊一教授，大正大学の廣川進教授，日本心理臨床学会奨励賞にご推薦くださった神奈川大学の新田泰生教授，慶応大学の平野学先生に，あらためて感謝申し上げます。

　そしてなによりも，人生の転換点に力強く立ち向かって新しい人生にふみだす姿を見せてくださり，筆者に多くの学びを与えてくださったク

ライエントの皆さまにあらためて敬意を表すとともに，研究にご協力くださった皆さまに重ねて感謝申し上げます。

　本書出版の実務では，金剛出版の中村奈々さんにお世話になりました。

　筆者は，復職支援を含めた働く人への支援は，支援者もクライエントも職業人であり，ひとりの人間であるという視点からうまれる共感や，働くことや生きることの意味を共に探究する関係性によって成り立つと考えています。これからも，このような支援をとおして筆者自身も成長できるよう，努力してまいります。

2017 年秋

中村　美奈子

【著者略歴】

中村　美奈子

博士（社会福祉学），臨床心理士，産業カウンセラー

早稲田大学第一文学部卒業後，商社や外資系企業でのマーケティング業務に従事。臨床心理士に転向後は，外資系 EAP や地方自治体，独立行政法人高齢・障害・求職者支援機構　千葉障害者職業センターで復職支援（リワーク）を中心に，働く人のメンタルヘルスに関する支援やプログラム開発を行っている。

淑徳大学大学院総合福祉研究課社会福祉学専攻博士後期課程修了。

復職支援に関する研究により，平成 28 年度日本心理臨床学会奨励賞受賞。

復職支援ハンドブック
休職を成長につなげよう

2017 年 11 月 20 日　印刷
2017 年 11 月 30 日　発行

著　者
中村美奈子

発行者
立石　正信

印刷・製本
三報社印刷

装　丁
臼井新太郎

装　画
あいざわりさ子

株式会社　金剛出版
〒 112-0005　東京都文京区水道 1-5-16
電話 03（3815）6661（代）
FAX03（3818）6848

ISBN978-4-7724-1592-7　C3011　　　Printed in Japan © 2017

心の健康を支える
「ストレス」との向き合い方
BSCPによるコーピング特性評価から見えること

[著]=影山隆之　小林敏生

●A5判　●並製　●152頁　●定価 **2,800**円＋税
● ISBN978-4-7724-1534-7 C3011

コーピング特性簡易評価尺度（BSCP）を使った
ストレスへの対処を解説し
レスマネジメントへの応用を展望する。

メンタル不調者のための
復職・セルフケアガイドブック

[著]=櫻澤博文

●A5判　●並製　●200頁　●定価 **1,800**円＋税
● ISBN978-4-7724-1520-0 C3011

復職訓練や休職中の過ごし方，
メンタル不調を予防するための知見から
医師・会社の管理者との接し方といった
実践的ノウハウを易しく解説。

社会人のための
キャリア・デザイン入門

[著]=矢澤美香子

●四六判　●並製　●244頁　●定価 **2,800**円＋税
● ISBN978-4-7724-1477-7 C3011

近年どのように働き生きていくかといった
キャリアへの関心が高まっている。
本書では基礎知識を解説し
ワークを通じて理解を深める。

働く人へのキャリア支援
働く人の悩みに応える 27 のヒント

[編著]＝宮脇優子

●四六判 ●並製 ●208頁 ●定価 **2,400**円＋税
● ISBN978-4-7724-1414-2 C3011

あなたは「働くこと」に関しての
悩みを抱えていませんか？
働く人が自分らしい一歩を踏み出せるように
職場のさまざまな悩みに応えるヒント集。

ストレス・マネジメント入門 第2版
自己診断と対処法を学ぶ

[著]＝中野敬子

●B5判 ●並製 ●210頁 ●定価 **2,800**円＋税
● ISBN978-4-7724-1472-2 C3011

ストレスチェックの時代に
〈ストレス・マネジメント〉の技術を学ぶための
わかりやすいワークブック［第2版］。
25種類の記述式心理テスト〈ストレス自己診断〉を収録！

組織で活かすカウンセリング
「つながり」で支える心理援助の技術

[著]＝藤原俊通

●四六判 ●並製 ●230頁 ●定価 **2,500**円＋税
● ISBN978-4-7724-1311-4 C3011

現職自衛官の臨床心理士が
プロフェッショナル・カウンセリングを語る。
惨事ストレス，自殺予防，復職支援など
組織の危機管理を解説。

はじめてまなぶ行動療法

[著]＝三田村仰

●A5判 ●並製 ●336頁 ●定価 **3,200**円＋税
● ISBN978-4-7724-1572-9 C3011

「パブロフの犬」の実験から認知行動療法，
臨床行動分析，DBT，ACT，マインドフルネスまで，
行動療法の基礎と最新のムーブメントを解説した
研究者・実践家必読の行動療法入門ガイド。

モティベーションをまなぶ 12 の理論
ゼロからわかる「やる気の心理学」入門!

[編著]＝鹿毛雅治

●四六判 ●並製 ●384頁 ●定価 **3,200**円＋税
● ISBN978-4-7724-1249-0 C3011

ビジネスから学習，友人関係から家族関係まで，
ストレスひしめく現代社会を生き延びるため
自由意志神話と根性論に支えられてきた
モティベーション論を最新心理学理論で語りなおす。

パフォーマンスがわかる 12 の理論
「クリエイティヴに生きるための心理学」入門!

[編著]＝鹿毛雅治

●四六判 ●並製 ●400頁 ●定価 **3,200**円＋税
● ISBN978-4-7724-1548-4 C3011

「コストパフォーマンス」や「最高のパフォーマンス」など、
さまざまに使われている「パフォーマンス」を
12 の心理学セオリーで徹底解剖!
好評既刊『モティベーションをまなぶ 12 の理論』の続篇!

火星からの侵略
パニックの心理学的研究

[著]=ハドリー・キャントリル　[解説]=アルバート・H・キャントリル
[訳]=高橋祥友

●四六判　●上製　●250頁　●定価 **2,200**円+税
● ISBN978-4-7724-1585-7 C3011

1938 年ハロウィーンの晩,
名優オーソン・ウェルズの語りによるラジオドラマは,
全米百万人以上の人々を恐怖とパニックに陥れた。
パニック研究の必読文献。

子どもの視点でポジティブに考える
問題行動解決支援ハンドブック

[著]=ロバート・E・オニール　リチャード・W・アルビン　キース・ストーレイ
ロバート・H・ホーナー　ジェフリー・R・スプラギュー
[監訳]=三田地真実　神山努　[訳]=岡村章司　原口英之

●B5判　●並製　●250頁　●定価 **3,200**円+税
● ISBN978-4-7724-1583-5 C3011

スクールワイド PBS（ポジティブな行動支援）
応用行動分析学（ABA）に基づいて
科学的に問題行動に対応するための必読書！

片付けられない自分が気になるあなたへ
ためこみ症のセルフヘルプ・ワークブック

[著]=デビッド・F・トーリン　ランディ・O・フロスト　ゲイル・スティケティー
[監修]=坂野雄二　[訳]=五十嵐透子　土屋垣内晶

●B5判　●並製　●198頁　●定価 **2,700**円+税
● ISBN978-4-7724-1570-5 C3011

ためこんだモノを"一掃"しても, 解決にはつながりません！
モノをためこむことは病気である可能性があります。
本書では, ためこみ状態への適切な理解と対応の
"道しるべ"を提供します。

30分でできる不安のセルフコントロール

[著]＝マシュー・マッケイ　トロイ・デュフレーヌ
[訳]＝堀越勝　樫村正美

●A5判　●並製　●116頁　●定価 **1,800**円＋税
● ISBN978-4-7724-1546-0 C3011

不安は誰にでもあるものである。
本書を使いその不安を消すのではなく
上手に付き合っていくためのスキルを学び
生活を好転させよう。

30分でできる怒りのセルフコントロール

[著]＝ロナルド・T・ポッターエフロン　パトリシア・S・ポッターエフロン
[訳]＝堀越勝　樫村正美

●A5判　●並製　●135頁　●定価 **1,800**円＋税
● ISBN978-4-7724-1545-3 C3011

あなたの怒りの問題を見つけ
現実的なゴールを設定し
その目標に向かい自分の怒りを
30分で学ぼうという試み。

薬物離脱ワークブック

[監修]＝松本俊彦　伊藤絵美
[著]＝藤野京子　鷲野薫　藤掛友希　両全会薬物プログラム開発会

●B5判　●並製　●352頁　●定価 **2,800**円＋税
● ISBN978-4-7724-1576-7 C3011

薬物をやめるのは簡単だが
やめ続けるのは難しい。
SMARPPとスキーマ療法を合わせた
薬物離脱のワークブック。